図解で解決!

世界一に3度輝いた〝皮膚の博士〟が明かす

頑《かん》固《こ》なかゆみもアトピーも1分肌《ハダ》活《カツ》で必ずよくなる

医学博士
うるおい皮ふ科クリニック院長
豊田雅彦

三笠書房

たった1分の超簡単な「肌活」でかゆみのない肌に変わる!

最高の人生に変わる!

かゆみは、痛みと同じくらい人生を左右します。
かゆみが消えて集中力や心の安らかさが増せば
仕事、勉強の結果にも影響するのです。

メイクアップ、水泳、オシャレ、勉強、結婚……etc.

あきらめなくてもいい！
あなたのかゆみは
必ずよくなる！

「かゆみが邪魔してやりたいこともできなかったけれど、今は夢が叶って医師になれた！」
「アトピーで生きるのもつらかった。でも、今では結婚、出産をして毎日がとっても幸せ！」――。

今まで、さまざまな治療を試したもののどれもうまくいかず、医療不信、医者不信になっている方々、肌の悩みが〝人生の深刻な悩み〟になっているたくさんの方々にお会いしてきました。はじめて私のクリニックを受診されるとき、患者さんは皆暗く、不

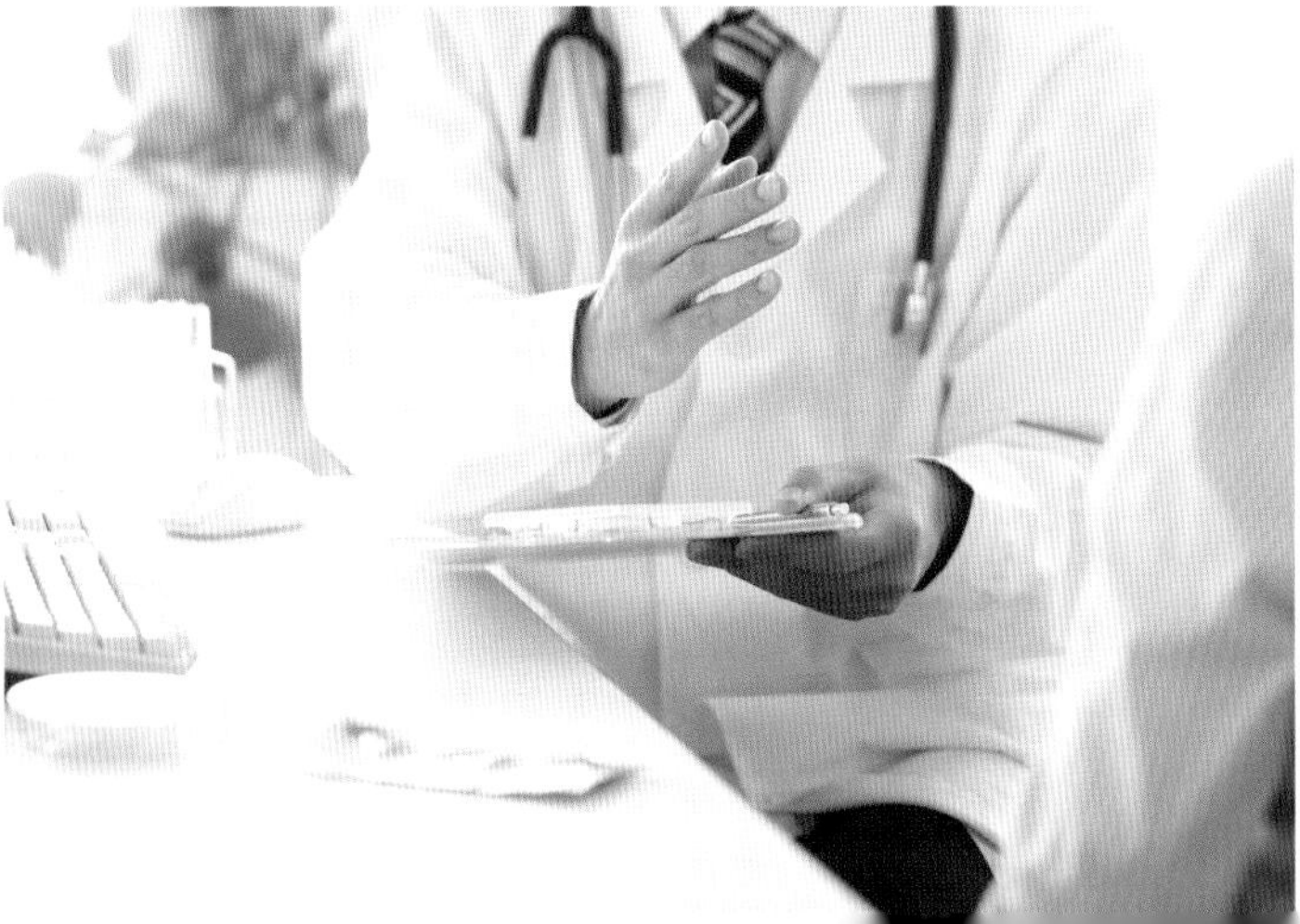

安を隠しきれない様子で診察室の扉を開きます。

「人生を楽しむなんて自分には無理。もう20年近く闘ってきた。今はもう体がボロボロで毎日ベッドから起き上がることすらつらい」

そう口にしていたアトピーの患者さんも、**適切な治療と肌を強くする「1分肌活」で、みるみるうちに改善**していきます。そして、やがてかゆみに煩《わずら》わされることもなくなり、趣味や勉強、仕事に恋愛と、充実した日々を送るようになった姿をたくさん目の当たりにしてきました。

「豊田先生に巡り会えて、『かゆみは消える』と、はじめて思うことができました！」

そう書かれた患者さんからの感謝の手紙は、私の大切な宝物です。

断言します。

あなたの肌も必ずよくなります！

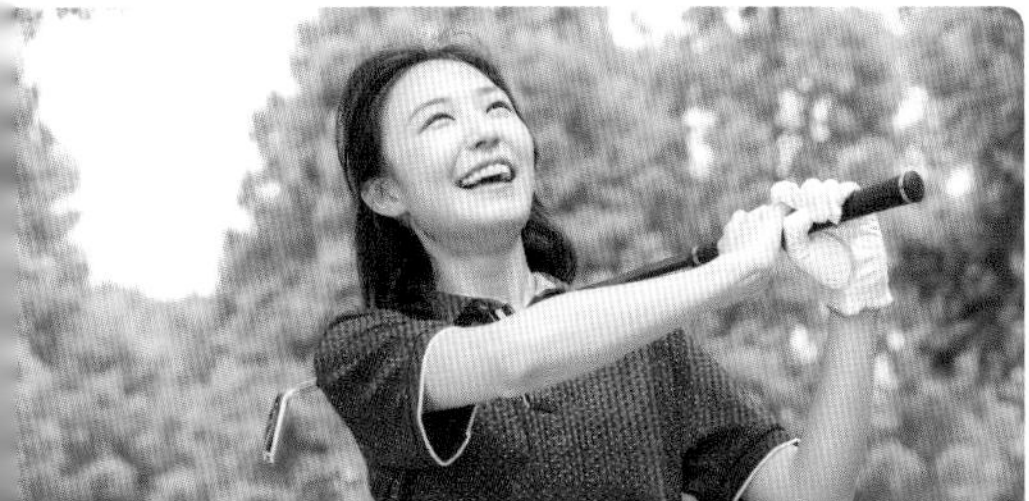

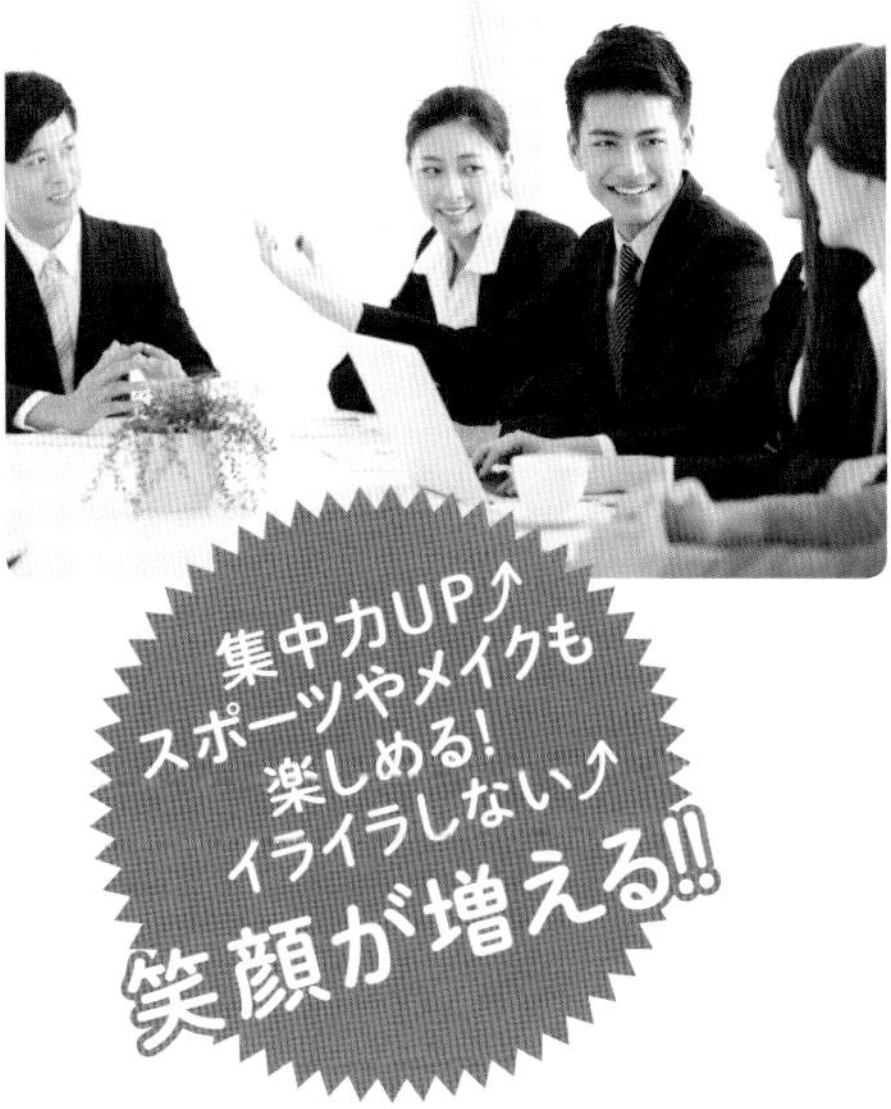

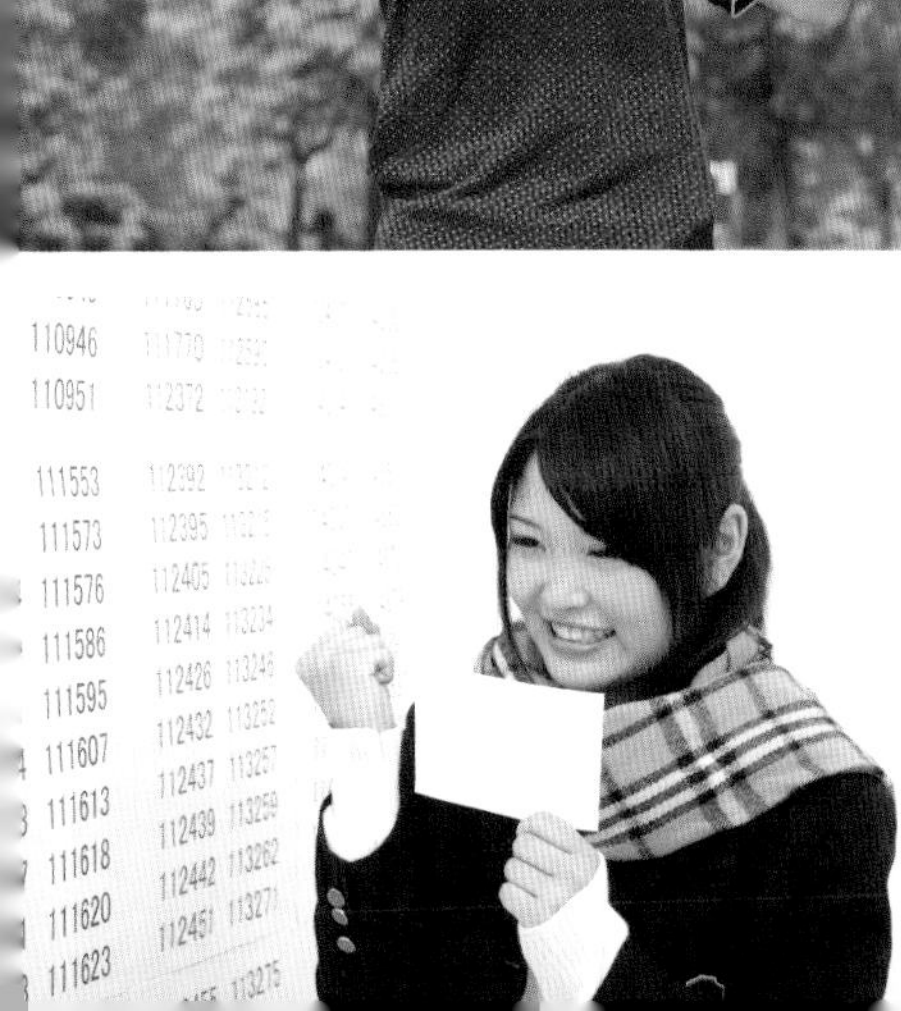

集中力UP♪
スポーツやメイクも
楽しめる!
イライラしない♪
笑顔が増える!!

患者さんと医師が信頼し合って取り組むから治療はうまくいく！

私は約30年間、皮膚科一筋に、国内外で研究と診療に心血を注いできました。**日本でも数少ない「かゆみ治療」の研究を続け、光栄にもその功績が認められて、国際皮膚科学会では世界1位の賞を、3度も受賞することができました（※）。**

何も自慢したいのではありません。ただ、よい治療法に出会えないがために、長く苦しんでいる方々に、少しでも希望と興味を持ってもらいたくて、私の経歴をお話ししました。

私は、年間3万人ものかゆみ患者さんを診《み》ていますから、一目見れば、肌状態はほぼわかります。しかし、あえて私は、患者さん本人から肌への悩みを聞くことを大切にしています。

これまでに使用した薬、化粧品について、治療に対する不安や不信感について、今している洗顔法や入浴にかける時間、よく身につける服の素材、アレルギーの有無、そして「メイクを楽しみたい」「勉強に集中したい」などといった叶えてみたい

夢や希望……。ここまで聞いてはじめて、患者さんが本当に求める治療のゴールが見えてきます。

たとえば、水泳を頑張りたい方なら、かゆみを取ったうえで、**「塩素が含まれるプールにつかっても、トラブルを起こさない強い肌を維持できること」が、その方の目指すゴールに**なります。

そして、医師と患者さんがともに同じ方向を向いて、ようやく治療のスタート地点に立つことができるのです。かゆみを治すには、医師は患者さんが実行してくれることを信じて、治療計画を立てます。患者さんも医師を信じて指示のとおりに薬を塗り、日々保湿に努める必要があります。

そう、お互いに信頼関係を築けるかどうかが、治療成功の鍵を握っているのです。医師は患者さんの気持ちを、決して置き去りにしてはいけないと思っています。

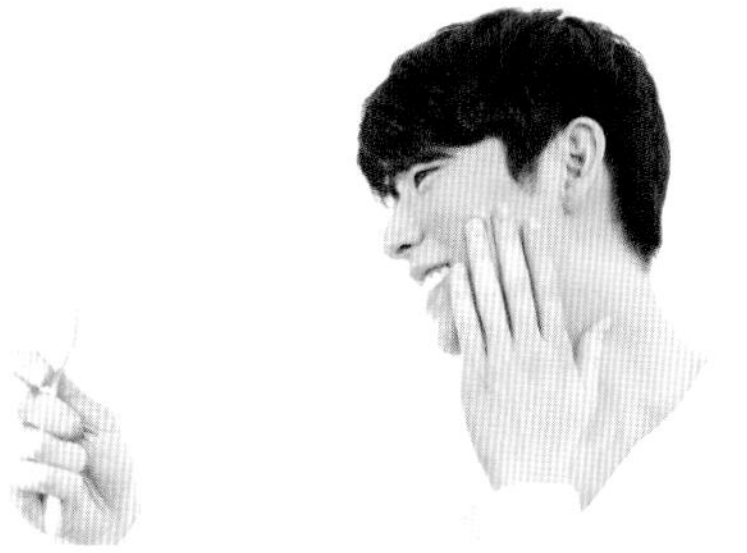

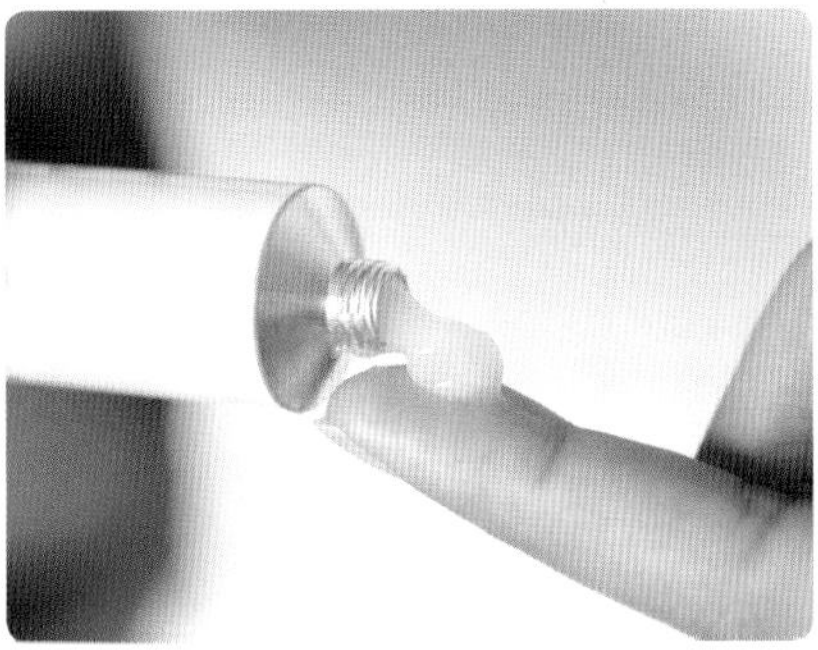

※・1996年 米国ワシントンDC「第57回 研究皮膚科学会年次総会」Best Presentation Award
・2002年 フランスパリ「第20回 国際皮膚科学会」Best Presentation & Abstract Prize
・2004年 米国マイアミ「第4回 国際研究皮膚科学会」Best Presentation Award

つらい努力にさよなら！
気持ちよくて肌にいいことだけをやりなさい！

実は気づかないうちに、毎日肌によくない行動を積み重ねてしまっている方は、意外と多いものです。

肌状態は、薬や医療機器を使った治療だけでなく、たとえば洗顔方法や衣類などを変えるだけでも大きく改善します。

肌によくない行動を見直し、強い肌を手に入れるための習慣、**「1分肌活」**を今日から実践しましょう！

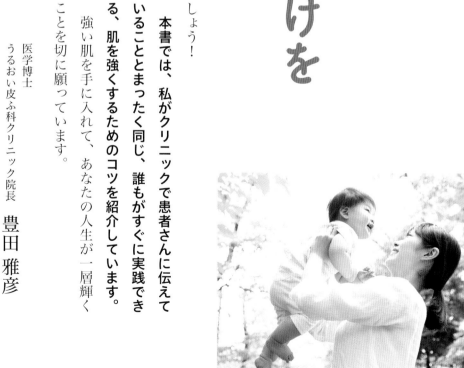

本書では、私がクリニックで患者さんに伝えていることとまったく同じ、誰もがすぐに実践できる、肌を強くするためのコツを紹介しています。

強い肌を手に入れて、あなたの人生が一層輝くことを切に願っています。

医学博士
うるおい皮ふ科クリニック院長
豊田 雅彦

肌をうっかり傷めるこんな習慣がありませんか?

- ☑ 10分以上の長風呂が好き
- ☑ シャワーの温度設定は41℃以上である
- ☑ 運動などをして汗をかかないようにしている
- ☑ 一日2回以上、ボディソープや石けんで体を洗う
- ☑ 顔や全身に保湿剤を塗っていない
- ☑ 食事量や食材を制限する
ダイエットを長く続けている
- ☑ 丸一日、顔を洗わないことがある
- ☑ 日焼け止めは塗っていない。
もしくは夏場しか使用しない
- ☑ 医師に処方されたとおりに薬を使用していない
- ☑ ドラッグストアで自分で選んだ薬を使っている
- ☑ 化学繊維のインナーを着て寝ている

1つでもチェックがついたら要注意!

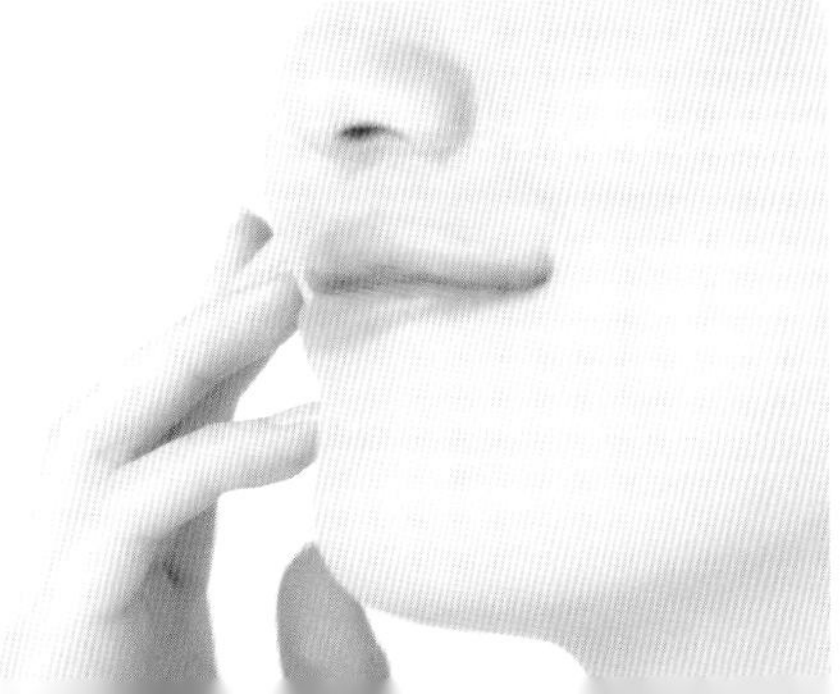

CONTENTS

第1章 世界一の皮膚《ひふ》科医が教える かゆみの正しい対処法

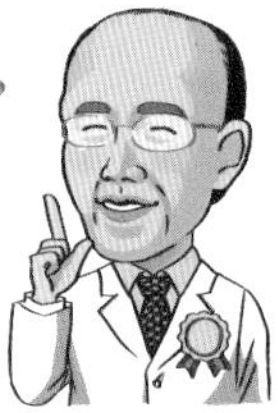

第2章 かゆみも敏感肌もよくなる すごい「1分肌活」

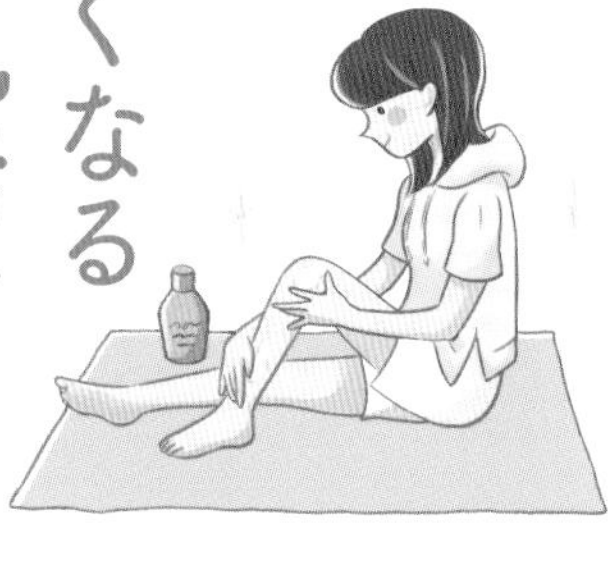

第3章 アトピーが劇的にラクになる最高の治療

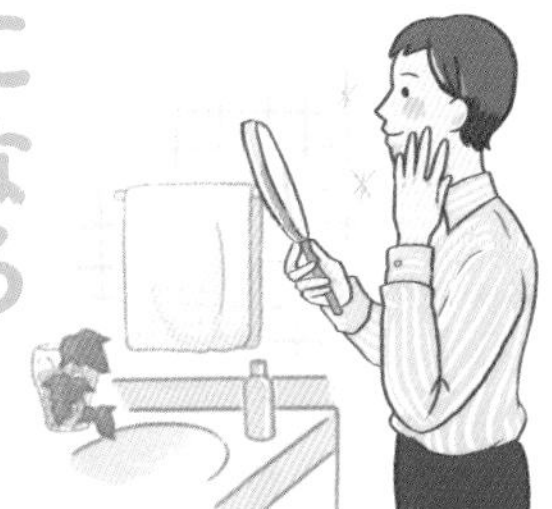

第4章 かゆみを気にせず充実人生を楽しむ法

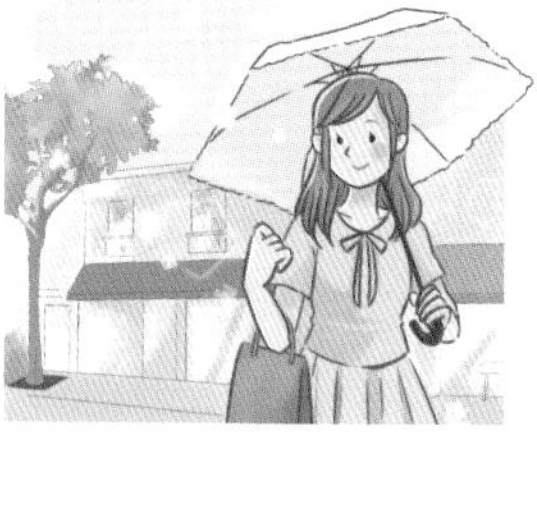

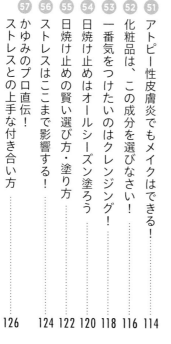

第1章

世界一の皮《ひ》膚《ふ》科医が教えるかゆみの正しい対処法

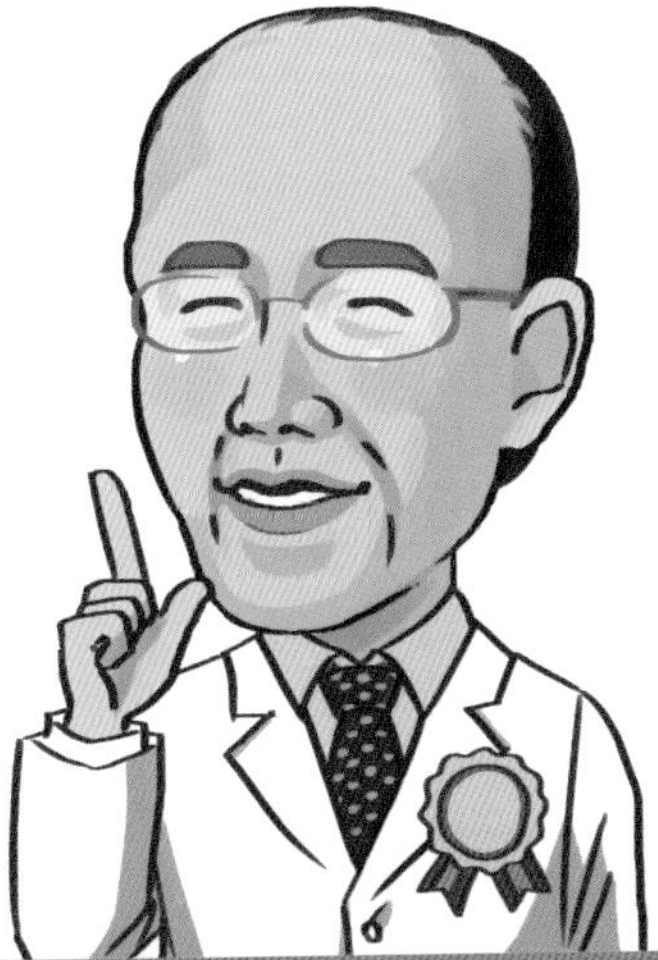

01 あなたの肌はなぜかゆい？ こんな複雑なメカニズムのせいだった！

爪は短く切って、肌のダメージを最小限に

なぜ肌はかゆくなるのか。かゆみのメカニズムは実に多様で、いくつもの要因が複雑に絡《から》み合っています。そのなかでも大きく関わるのが、免疫細胞の一種であるマスト細胞が放出する「ヒスタミン」です。マスト細胞は**皮膚の異常や刺激、体内に侵入した異物を感知すると、ヒスタミンを放出して脳にかゆみを伝えます。**そこで患部をかいてしまったら、それが新たな刺激となって、さらにヒスタミンが放出され、かゆみに拍車をかけます。

また、脳にかゆみを伝える過程で、情報が神経を逆流してしまうことがあります。すると、神経の末端から「サブスタンスP」という神経ペプチドの一種が放出されます。これもまたマスト細胞を刺激するため、ヒスタミンの放出量が増えてダブルでかゆみが増すのです。さらに、かくことでかゆみを感知する神経が皮膚の表面近くまでどんどん伸び、かゆみに敏感になることも一因です。

かゆみを止めるには「かかないこと」が一番です。けれどそれは現実的に不可能なうえ、ストレスになりかねませんから、「かいたらダメ」とは私は決して言いません。極力肌を傷つけないよう、爪を切るなどの対策をしましょう。

かくほどにかゆみが増す悪循環ができる!

（イッチ・スクラッチサイクル）

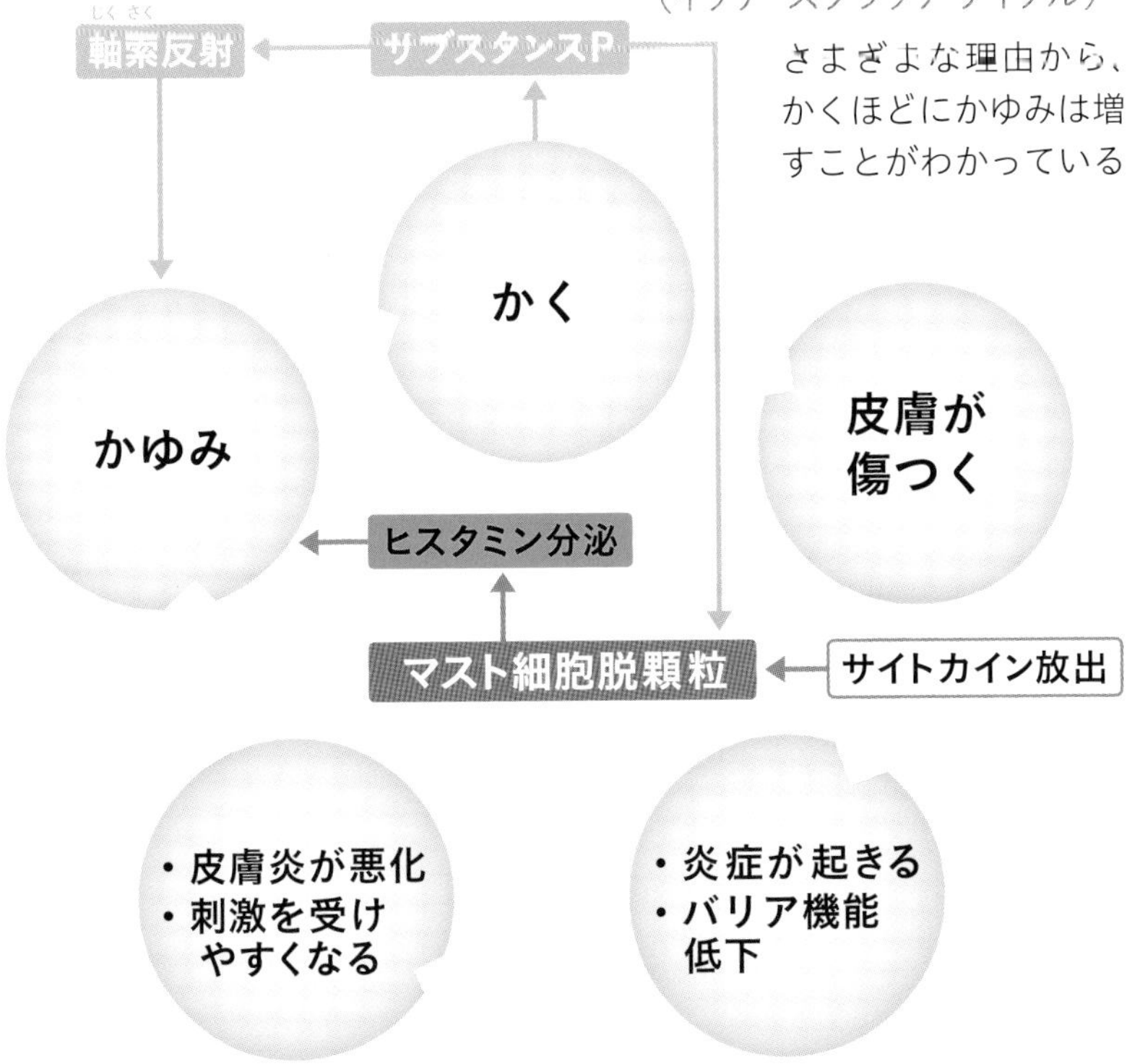

さまざまな理由から、かくほどにかゆみは増すことがわかっている

しかも かくと、かゆみを起こす知覚神経はどんどん伸びる

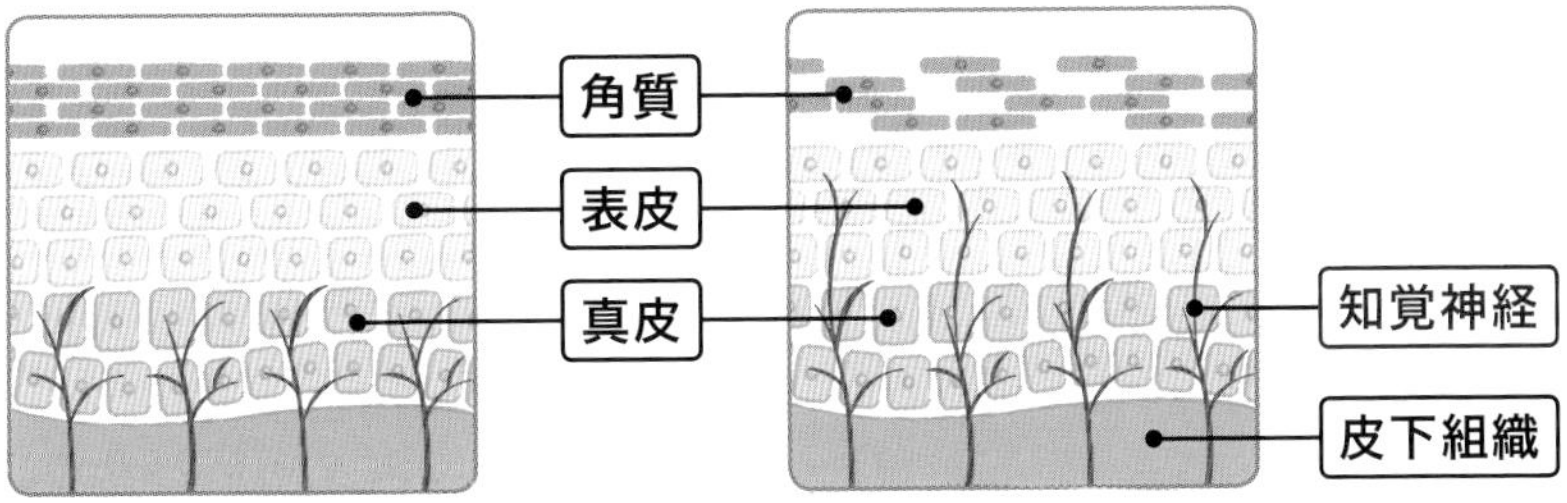

通常は真皮、表皮の境界までしか知覚神経は伸びていない

皮膚が傷つくと、脳がその原因を探ろうとして知覚神経を表皮の内部にまで伸ばすため、かゆみに敏感になる

02 かゆくなったら「すぐ冷やす」が応急措置の正解

使うのは保冷剤や冷たいタオルでOK！

かゆみが出たとき、すぐに皮膚科を受診できればよいですが、仕事中や夜間は難しいもの。**そこでおすすめなのが、患部を冷やす方法です。**保冷剤や氷を、清潔なガーゼやハンカチに包み、かゆい部分に当てます。保冷剤も氷もなければ、水で濡らしてギュッとしぼったタオルや、冷たいペットボトルで代用してください。患部を冷やすことで血管が収縮してかゆみ神経の伝達が遅くなることに加え、かゆみを引き起こすマスト細胞やヒスタミンの働きをおさえることができます。

ＳＮＳで、蚊に刺されたら温めるとよいなどという投稿が話題になりましたが、医学的エビデンスはなく、どんなかゆみも冷やすのが基本です。ただし、保冷剤や氷を長時間当てすぎると、冷却の反動で血管が急激に拡張し、かゆみが強くなることがあります。**冷やす時間は5～10分が目安。**保冷剤や氷を直接肌に当てると、皮膚や皮下組織を傷めることがあるので注意しましょう。また、冷却ジェルシートはメントールの作用で冷たく感じているだけで、実際の冷却効果はありません。

冷やすのは、あくまでかゆみの応急措置。その後なるべく早く皮膚科に行くことが大切です。

かゆみの正しい応急処置

OK

- 保冷剤や氷をガーゼやハンカチなどに包んで5～10分ほど患部に当てる
- 連続でなければ、何回冷やしてもOK

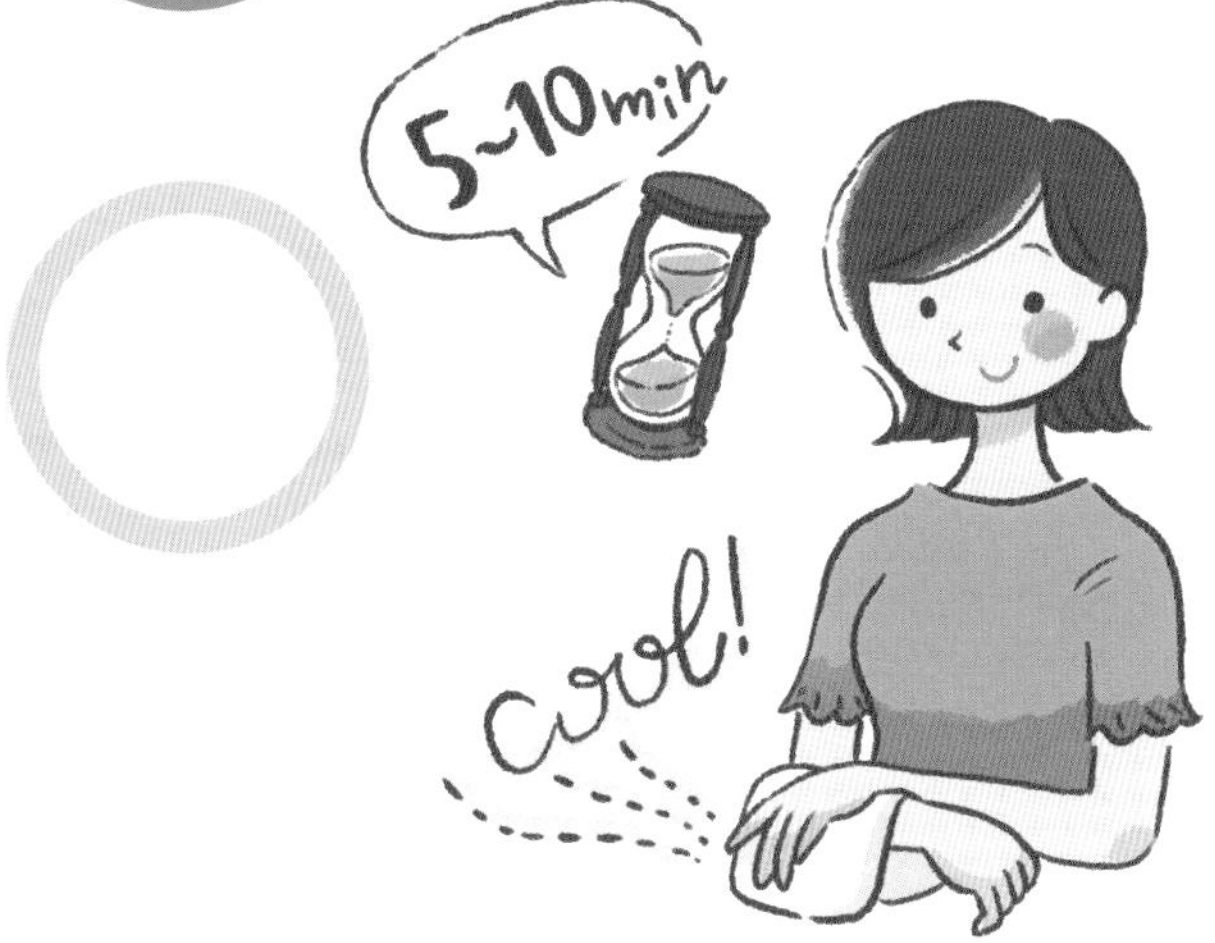

NG

- 保冷剤を直接肌に当てる
- 保冷剤を10分以上当て続ける
- 患部を温める

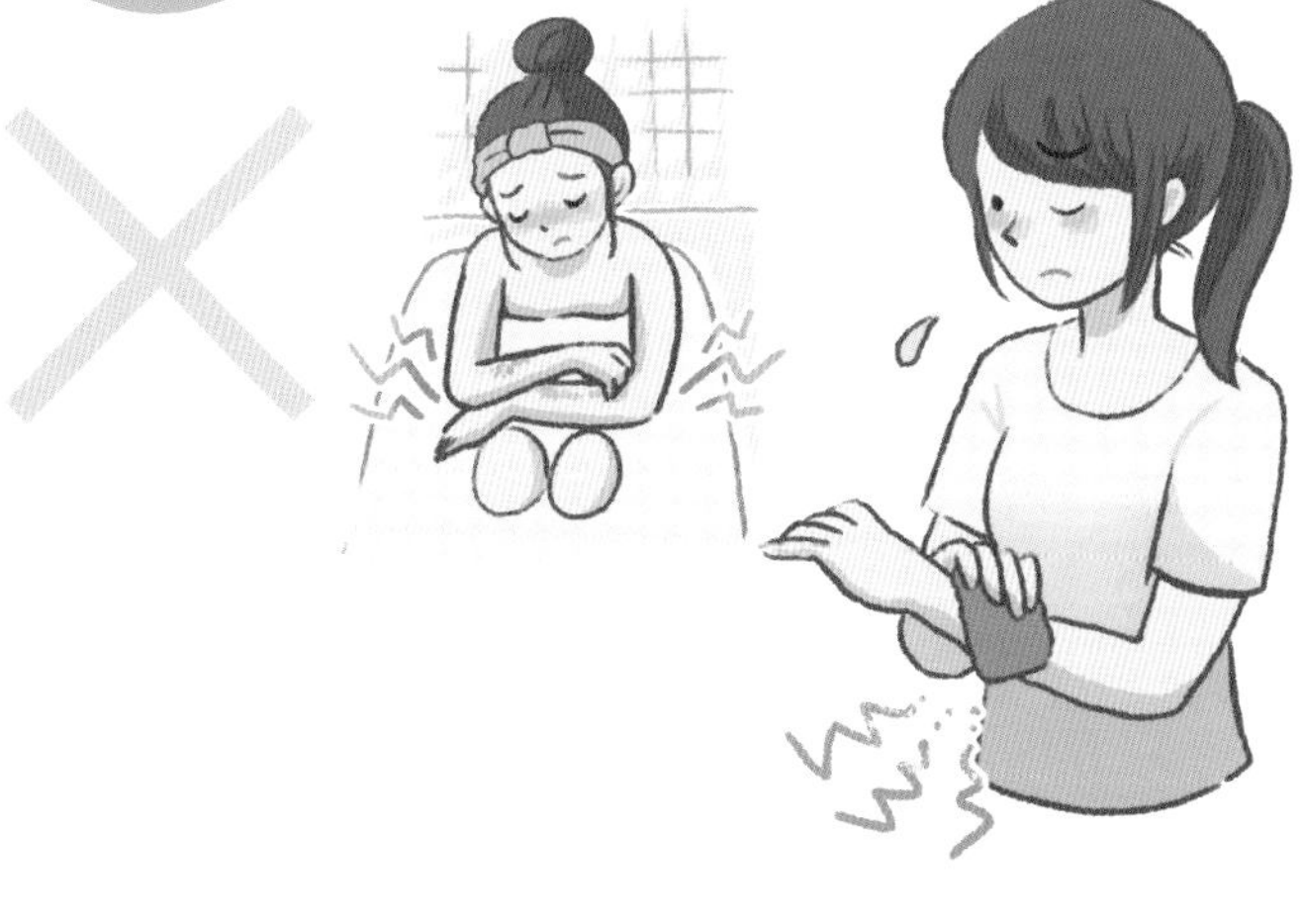

03 かゆみの原因を自己判断すれば肌トラブル地獄へまっしぐら！

皮膚科専門医による診断が必須な理由

かゆみを止めるには、その原因をきちんとつきとめる必要があります。ですが、かゆみの原因は多種多様で、まさかと思うようなものもあります。あせもや虫刺され、化粧品や洗剤によるかぶれ。なかには、素人《しろうと》判断で塗った薬が原因のケースも。よく耳にする「アレルギーによるかゆみ」と言っても、食物、金属、花粉、気温、光、カビ、化学物質など、これも要因はさまざまです。肝臓病や糖尿病など、内臓疾患からくるかゆみもあります。

皮膚に出た症状が同じでも、体質によってかゆみの原因が異なることすらあります。かゆみの原因をつきとめるのは案外難しく、実は皮膚科医でさえ、診断を誤ることが多々あるのです。

私は、かゆみの原因を徹底的に検討します。かぶれの原因と疑われる物質を皮膚に貼って48～72時間後の皮膚状態を見るパッチテストやスクラッチテスト、細菌検査など、一般的な検査はもちろんのこと、食べ物の好みやお風呂の温度、生活習慣まで事細かに聞き取ります。そうすることで、真のかゆみの原因にたどりつけるのです。

かゆみの原因さえ正しく見つけ出せれば、治療は90％成功したといえるでしょう。

かゆみを引き起こすさまざまな原因

食品
- 青魚（サバ、アジ）
- 甲殻類《こうかく》（エビ、カニ）
- ソバ
- タケノコ
- 果物

金属
- 時計
- アクセサリー
- コイン
- 機械
- 歯の詰め物

化学物質
- 塗料
- 洗剤
- ゴム製品
- 化粧品

カビ
- カンジダ菌
- 白癬《はくせん》菌

花粉
- スギ
- ヒノキ
- ブタクサ

環境
- 気温
- 湿度
- 光
- 摩擦（衣服の素材）

内臓疾患
- 腎不全
- 糖尿病
- 肝障害

害虫
- ダニ
- ノミ
- 蚊
- アブ

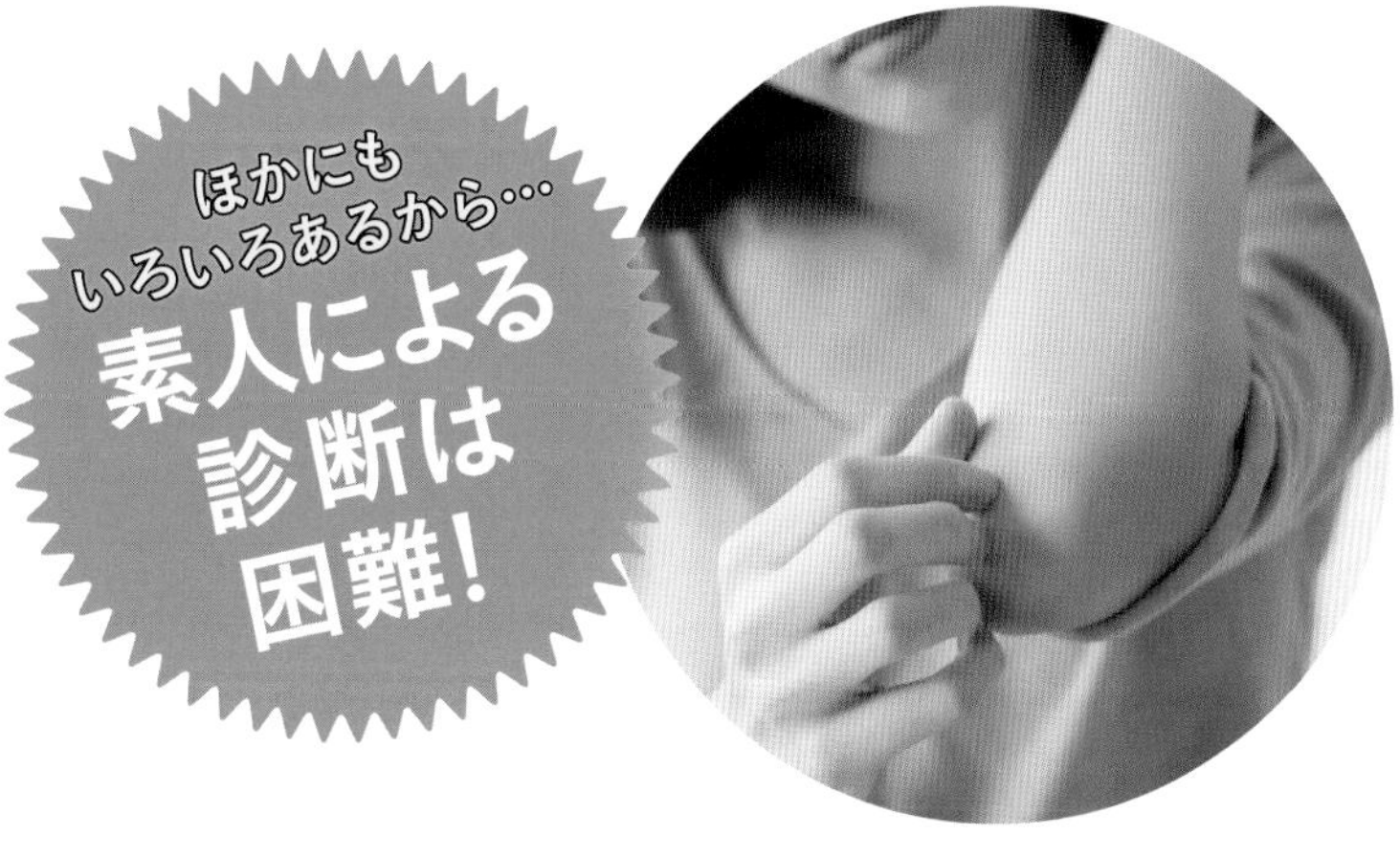
ほかにも
いろいろあるから…
素人による
診断は
困難！

04 「とりあえずコレ塗ろう」が一番あぶない！

「合わない薬で症状悪化」はよくあるパターン

かゆみで怖いのは、患者さんの自己判断です。

ある60代の男性は、庭の手入れ中に腕と首がかゆくなり、自己判断でオロナインH軟膏《なんこう》を塗りました。しかし、かゆみがひくどころか、赤く炎症を起こして、お風呂のお湯もしみるほどに。ついには炎症が全身に広がってしまい、「夜眠れないほどかゆい」と、当院を訪れました。診断の結果、男性のかゆみの原因は「植物によるかぶれ」でした。

男性が最初につけたオロナインH軟膏は、消毒薬です。添付の説明書にもしっかりそう書かれています。切り傷や擦《す》り傷には効きますが、かゆみに効果はありません。皮膚の万能薬ではないのです。このケースは、薬の間違った使い方の典型です。

ほかにも、蒸れが原因の足指の皮むけに、勝手に水虫薬を塗って、かぶれてしまったり、ニキビに家族のアトピー治療で処方されていた薬を塗って悪化させてしまったり、同じような事例は挙げればきりがありません。

自己判断で思わぬ悪化をまねくことは、しばしばあります。かゆみを感じたら、決して自己判断で薬を塗らず、皮膚科医の診察を受けてください。

やってはいけない！ 塗り薬の間違った使い方

1 家族や他人のために処方された薬を、もらって使う

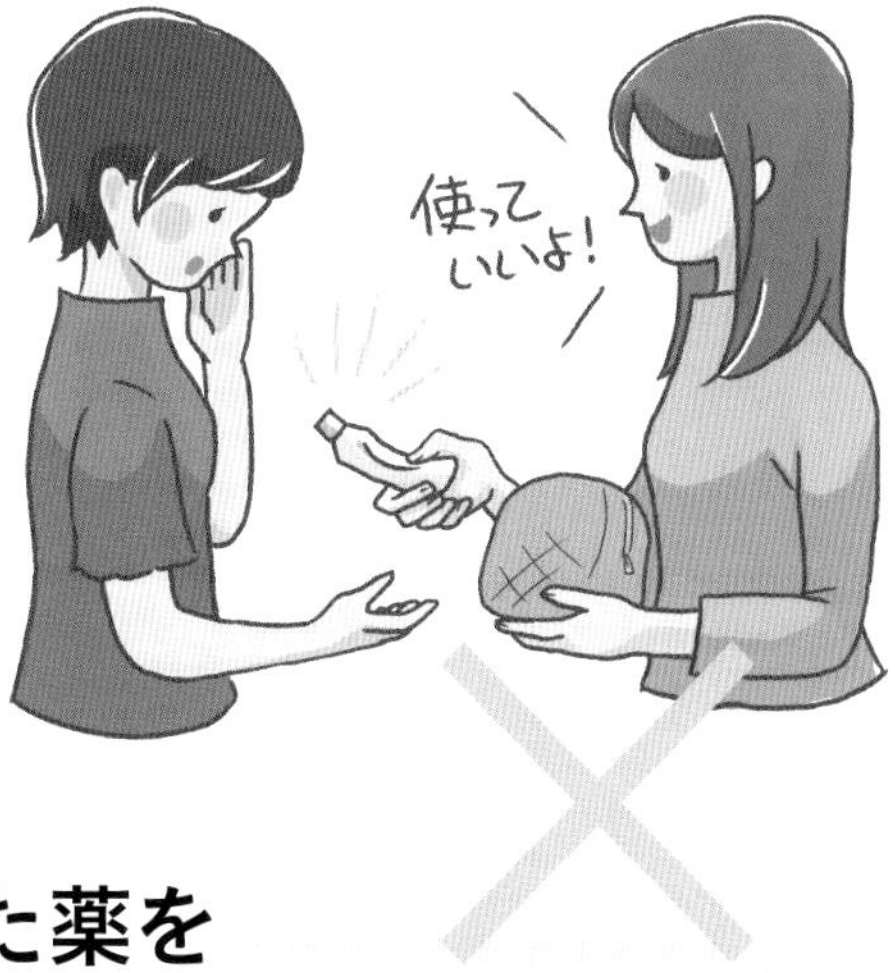

処方薬は、そのときのその人の症状に合わせて選ばれたもの。同じような症状でも効果があるとは限らず、かえって悪化させる場合もある

2 以前処方された薬を自己判断で使う

薬効が失われていたり、変質している場合がある

3 用途の違う薬を使う

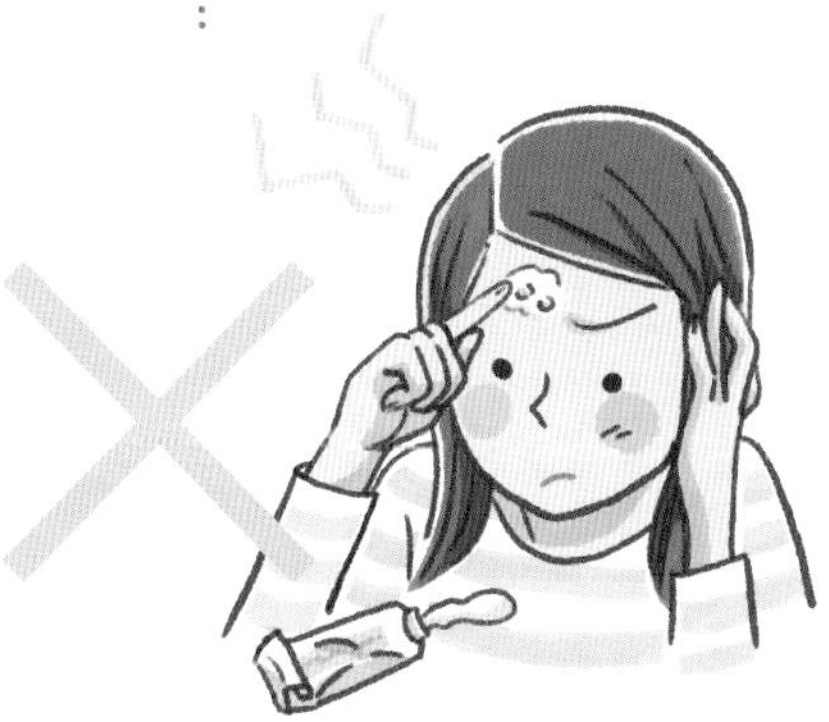

薬本来の用途とは異なる使い方は、症状悪化の原因に！素人判断は禁物

05 多くの人が勘違いしているアレルギーの真実

ダニアレルギーがなくてもダニには刺される！

ご両親と同じ部屋で寝ていたのに、朝起きたらお子さんにだけ体に赤いボツボツができた、と受診された親子さん。どう見てもダニによる虫刺されなのですが、「一緒に寝ていた親が、なんともないのはおかしい。それにこの子は以前、ダニのアレルギー検査で陰性でした」とおっしゃいます。

高温多湿を好むダニは、汗っかきで体温の高い人を好んで刺す傾向があり、小さなお子さんはまさにダニにとってのご馳走。ご両親より刺されやすいのも頷《うなず》けます。また、ダニのアレルギー検査で陰性とのことですが、それとダニに刺されることとは関係ありません。**アレルギー検査では、チリダニという種類のダニの死骸やフンが、体内に入り込んだときに、アレルギー反応が出るかどう**かを調べるものです。一方、**人を刺すのはイエダニやツメダニで、誰でも刺されれば赤く腫れます。**

どちらも、ステロイド治療と、掃除《そうじ》や布団《ふとん》干しなどのダニ駆除《くじょ》を行ないます。このように、同じダニが原因で、同じくステロイドで治療したとしても、病名は異なることもあるのです。「きっと○○だろう」と安易に思わず、皮膚科医の診察を受けることが、治る一番の近道と心してください。

診察時に必ず伝えてほしいこと

皮膚科医は患者さんから聞き取る情報をもとに、病気の原因究明にあたる。患者さんからの以下の情報は、スムーズな診断と治療の助けになるため、必ず医師に伝えよう

- **診療前に患部に使った薬**
- **受診目的とは関係なく、日常的に飲んだり塗ったりしている薬**
- **使っている化粧品**
- **毎日食べる習慣のあるもの**（健康食品、サプリメントを含む）

実は、アレルギーの原因物質が最初に肌から入り込んだ直後は、アレルギー反応は起こりません。１週間ほどかけて、皮膚の細胞がそれを異物（敵）と認識します。そして、２回め以降に同じ原因物質が入り込んだときに、ようやくアレルギー反応を起こします。そのため、繰り返し使っているものほどアレルギー反応が出やすい傾向があります。**肌トラブルの原因は、最近変えた化粧品や新しく飲みはじめた薬などよりも、長年使っているものの場合が多い**のです。

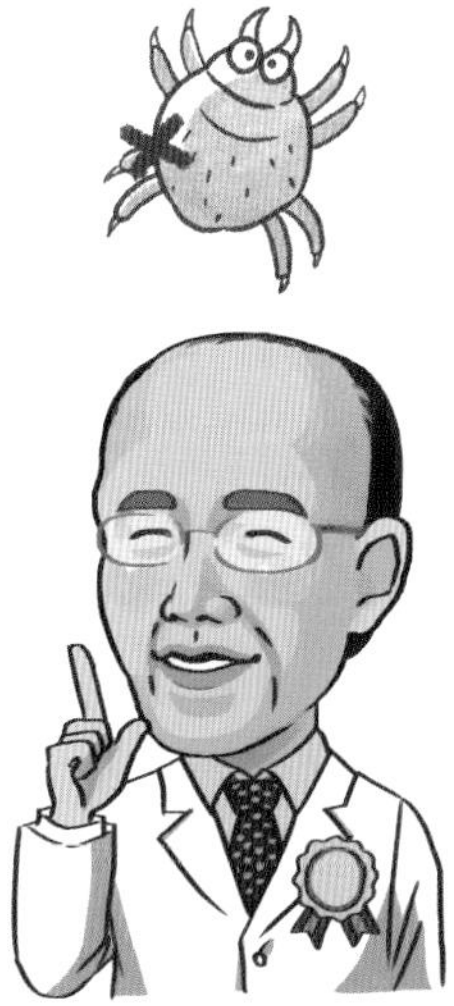

06 アトピー性皮膚炎

よくなったり悪くなったりを繰り返すやっかいな湿疹《しっしん》

かゆみが全身に広がったり、かゆい部位が変わったりすることがよくあります。アトピー性皮膚炎は、かゆみを伴う湿疹が出現し、軽快と悪化を繰り返す病気です。皮膚が乾燥しやすい冬や、汗をかく夏に症状が悪くなることが多く、年齢によって症状や症状の出る場所が次々と変わっていくのが特徴です。今現在、アトピー性皮膚炎の完治療法は残念ながら存在しませんが、「デルゴシチニブ外用薬」や「デュピルマブ注射」（110〜112ページ参照）、「バリシチニブ内服薬」、「ネモリズマブ注射（近年中に承認予定・2021年2月時点）」など、症状を軽減する効果的な新薬が次々と開発されています。ですから、以前の治療ではうまくいかなかった人も、あきらめずに治療に取り組むことが大切です。

治療のゴールは、症状を最低限におさえ、日常生活に支障をきたさない状態、つまり「寛解《かんかい》」をキープすることです。

主な治療法には、ステロイドやタクロリムス軟膏といった外用薬、抗アレルギー薬やシクロスポリンといった内服薬、保湿を中心とした「1分肌活」が挙げられます。詳しくは第3章で述べます。

Profilling

アトピー性皮膚炎

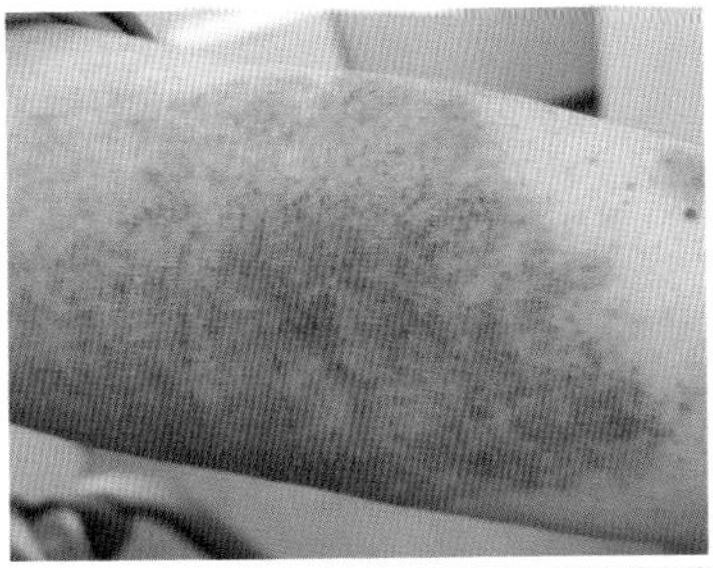

[症状]

強いかゆみを伴う湿疹が、顔、耳、首、脇の下、ひじの内側、ひざ裏、太もも付け根などに比較的左右対称に出る

[かゆみチャート]

チャート点数

総計 **34.1**点 ／40点中

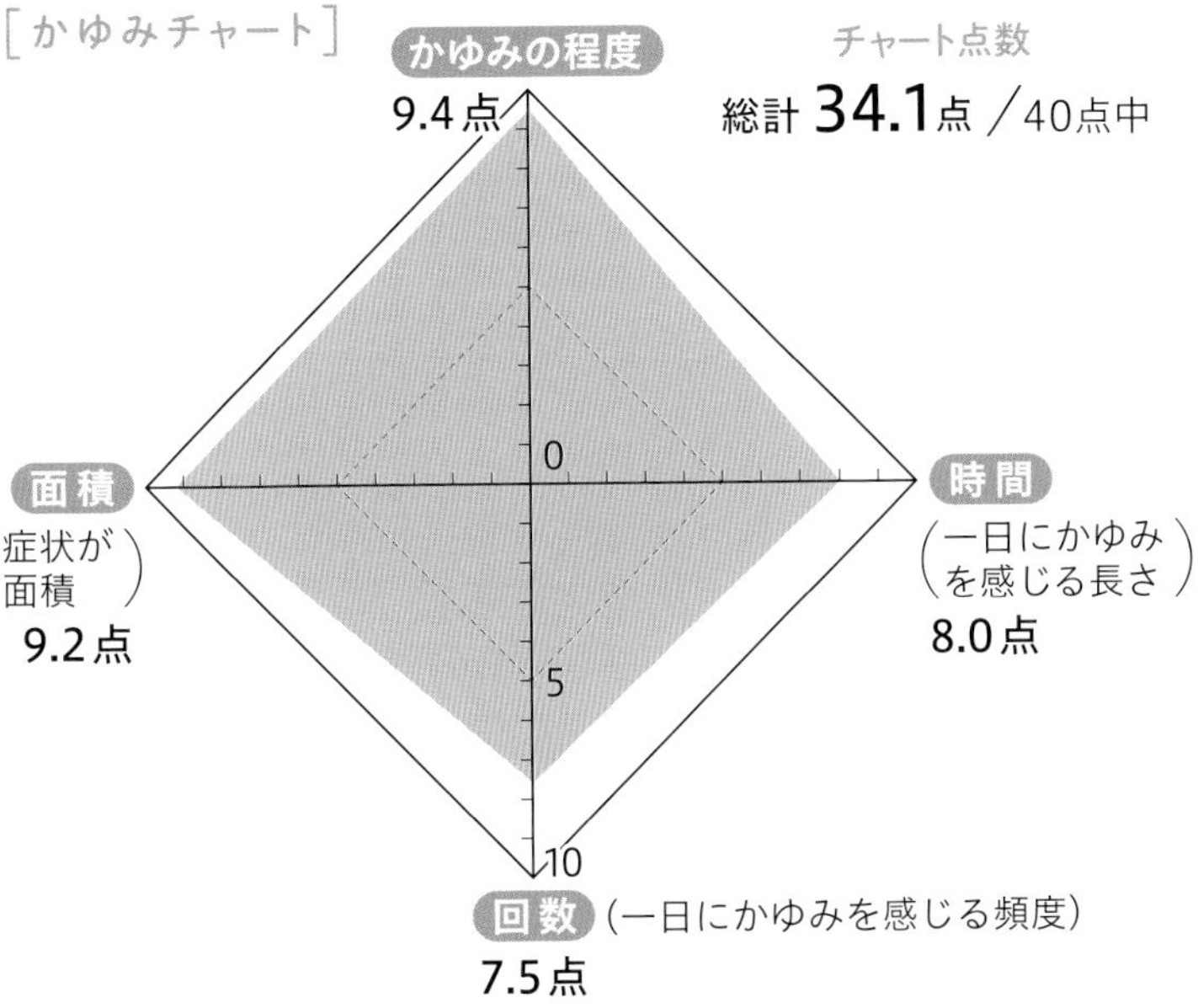

持続的で全身的な強いかゆみを、昼夜問わず感じる

[主な治療法]

外用薬 ・ステロイド　・タクロリムス　・デルゴシチニブ

内服薬 ・抗アレルギー薬　・抗ヒスタミン薬　・シクロスポリン　・漢方薬　・バリシチニブ

注射薬 ・デュピルマブ注射

07 蕁《じん》麻《ま》疹《しん》

食べ物や薬、ストレスで誰にでも、何度でも発症する

皮膚に赤くふくらんだ皮疹（膨疹《ぼうしん》）ができたときは、蕁麻疹が疑われます。最初は、蚊に刺されたときのプクッとしたふくらみ程度だったものが、あっというまに不定形の地図状になって、全身に広がることも。非常に強いかゆみを伴うのが特徴で、たいていは数時間～24時間以内にスーッと消えます。1カ月以上、かゆみと膨疹が出たり消えたりを繰り返すものは、慢性蕁麻疹とよばれます。

蕁麻疹が起こる原因は実にさまざまです。まず考えられるのは、そばや甲殻類、フルーツ、傷《いた》んだ青魚を食べたことで起こる食物アレルギーです。また、薬を飲んだときや日光を浴びたとき、疲労やストレスが原因のケースも多々あります。

蕁麻疹のかゆみは、マスト細胞がヒスタミンを放出することによって起こるため、抗ヒスタミン薬で治療します。**蕁麻疹が出ているときに体を温めると、血流がよくなり膨疹がひどくなるので、入浴や過度な体の温めは避けましょう。**蕁麻疹と同時に、**腹痛や吐き気、息苦しさなど、呼吸器の異常がみられる際は、食物や薬品アレルギーによるアナフィラキシーショック**（※）の可能性があります。皮膚科専門医の診断を仰いでください。

※：全身性の急激なアレルギー反応が引き起こされ、血圧低下や意識障害が伴った状態

Profilling

蕁麻疹

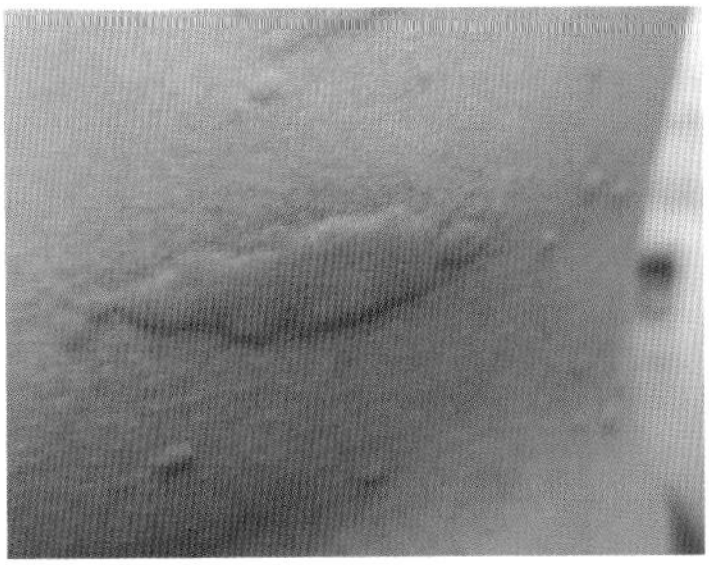

［症状］

数時間～24時間以内にあとかたもなく消える、かゆみを伴う赤いふくらみ。大きさや形はさまざま。症状が出たり消えたりを繰り返し、それが数回で終わるものを急性蕁麻疹、1カ月以上続くものを慢性蕁麻疹という。アレルギー性のものと、非アレルギー性のものがある

［かゆみチャート］

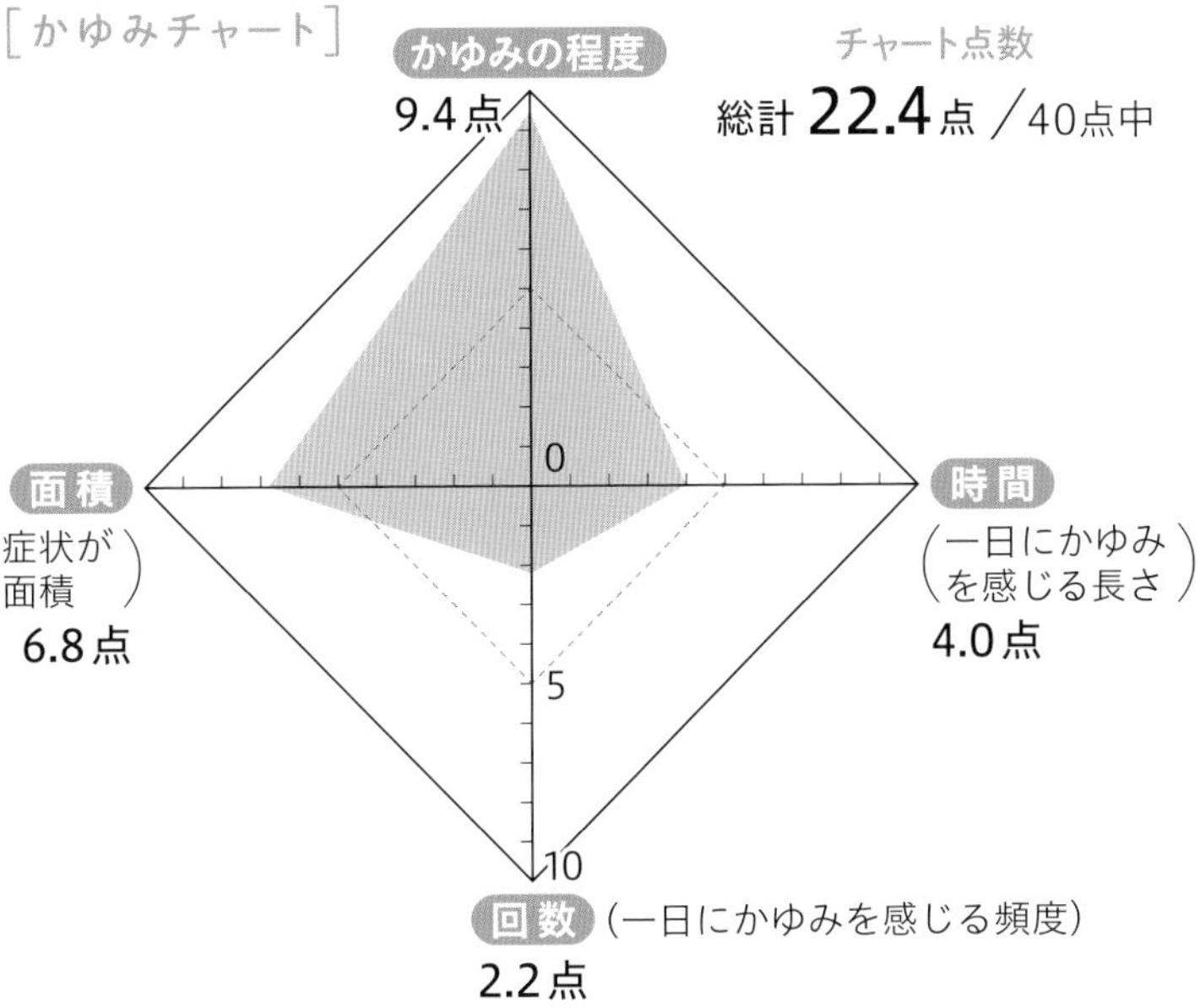

突然あらわれる強いかゆみが、比較的短時間で消える。市販のかゆみ止めでは効果なし

［主な治療法］

内服薬 ・抗ヒスタミン薬
・抗アレルギー薬
・漢方薬
注射薬 ・オマリズマブ

アナフィラキシーに注意

まれに気道や腸の粘膜が腫《は》れて、呼吸困難や下痢、腹痛が起こることも。激しい呼吸困難には救急車要請を

08 接触皮膚炎（かぶれ）

インナー、毛染め、ピアス、洗剤……でいつでも起こり得る

接触皮膚炎は、文字どおり、肌になにかが触れたことで、かゆみや湿疹を引き起こす病気です。接触皮膚炎は大きく分けると2種類あり、1つは洗剤や石けん、灯油などの刺激で、誰でも発症する可能性がある「刺激性接触皮膚炎」。2つめがウルシや染毛剤の成分、繊維やプラスチック製品に含まれる化学物質など、特定のアレルギーをもつ人だけに起こる「アレルギー性接触皮膚炎」です。

最近多いのは、**体感温度を高めるインナー（保温性下着）による接触皮膚炎です。**このインナーの化学繊維により、デリケート肌の方はかぶれやすく、また、体から蒸発する水分を吸収して熱に変えるため、肌が乾燥し、敏感肌（乾燥肌）の人はかゆみを引き起こしがちです。着て違和感があれば、すぐに着用をやめて保湿ケアを。それでもダメなら、皮膚科を受診しましょう。

接触皮膚炎の原因の見極めは、パッチテストでします。原因と思われる物質を背中や上腕に48～72時間貼り、皮膚に十分吸収させたあと、1週間かけて数回反応を見ます。

原因がわかれば、その物質を避けることで、発症を予防できます。

Profilling

接触皮膚炎

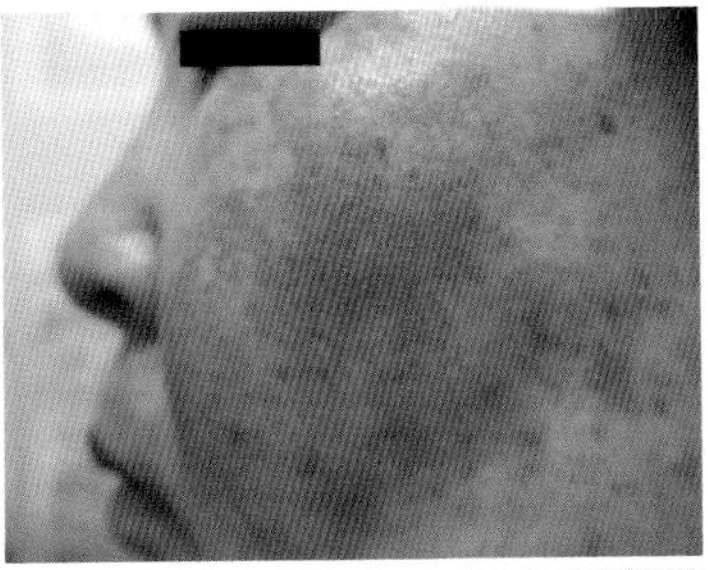

［症状］

皮膚の赤みやかゆみ、プツプツと盛り上がった発疹のほか、水ぶくれができることもある

［かゆみチャート］

チャート点数
総計 **22.9**点 ／40点中

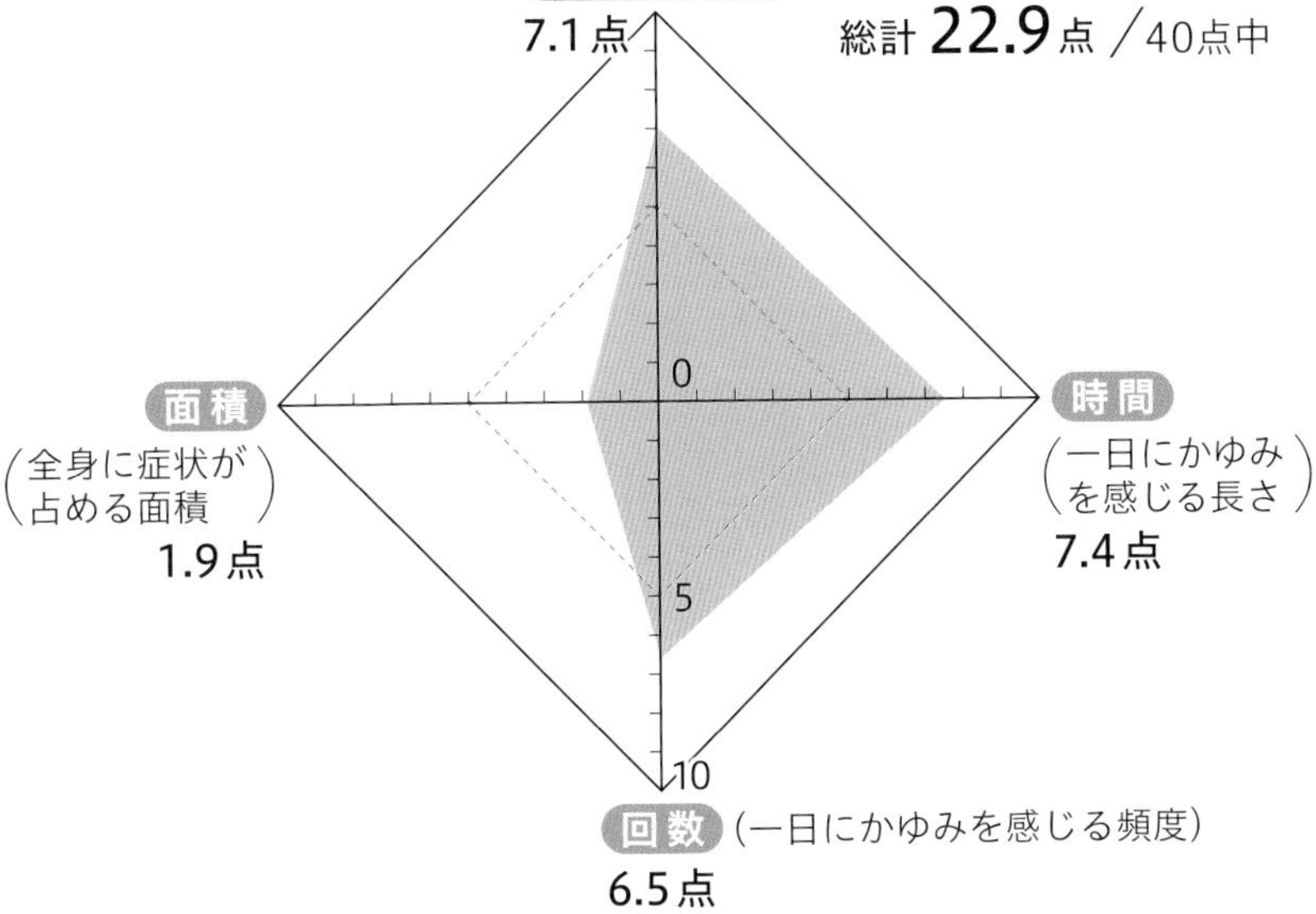

原因物質に触れた部分のみの局所的なかゆみが特徴

［主な治療法］
外用薬 ・ステロイド
内服薬 ・抗ヒスタミン薬

パッチテストではアレルギー性接触皮膚炎の原因を探ることができる

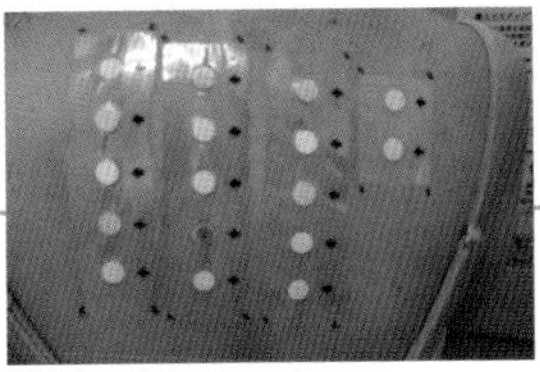

09 皮脂欠乏性湿疹

誤った生活習慣で、ピチピチの若い人もなる！

肌がカサカサとひび割れて、かゆみや痛みがあるときは、「皮脂欠乏症」が考えられます。主に腕やもも、すね、脇腹など、もともと皮脂の分泌が少ない部位に発生します。皮脂の分泌がさらに減って、皮膚のバリア機能の低下が進むと、赤みや水ぶくれが生じる「皮脂欠乏性湿疹」となります。ここまでくると、衣服がふれるだけでかゆみを感じ、夜中に目が覚めるほどです。

皮脂欠乏症や皮脂欠乏性湿疹の原因は、皮膚のバリア機能を形成する皮脂や、セラミド、天然保湿因子（NMF）の分泌の衰えにあります。**その理由は主に加齢**ですが、生活習慣の乱れや空気の乾燥によって、若くても偏った食事や睡眠不足が重なれば、皮脂欠乏症に陥ることはよくあります。また、**お風呂で体を洗うときにこすりすぎる、部屋が乾燥している、繊維の粗い刺激の強い衣類や寝具を使用する、などの日常のささいな習慣も影響します**ので、これらの生活習慣を見直してみましょう。

皮膚科では、乾燥をうるおす保湿剤、炎症をとめるステロイド外用薬を処方します。かゆみが強いときは、抗ヒスタミン薬などを内服します。

Profilling

皮脂欠乏性湿疹

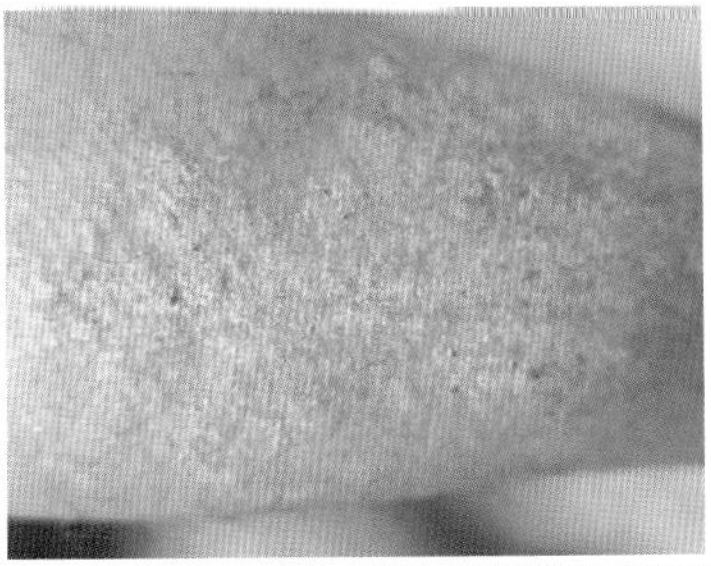

［症状］

かゆみを伴う赤みや水ぶくれが腕やもも、すね、脇腹などの皮脂分泌の少ない部位に起こりやすい

［かゆみチャート］

チャート点数
総計 **22.2**点 ／40点中

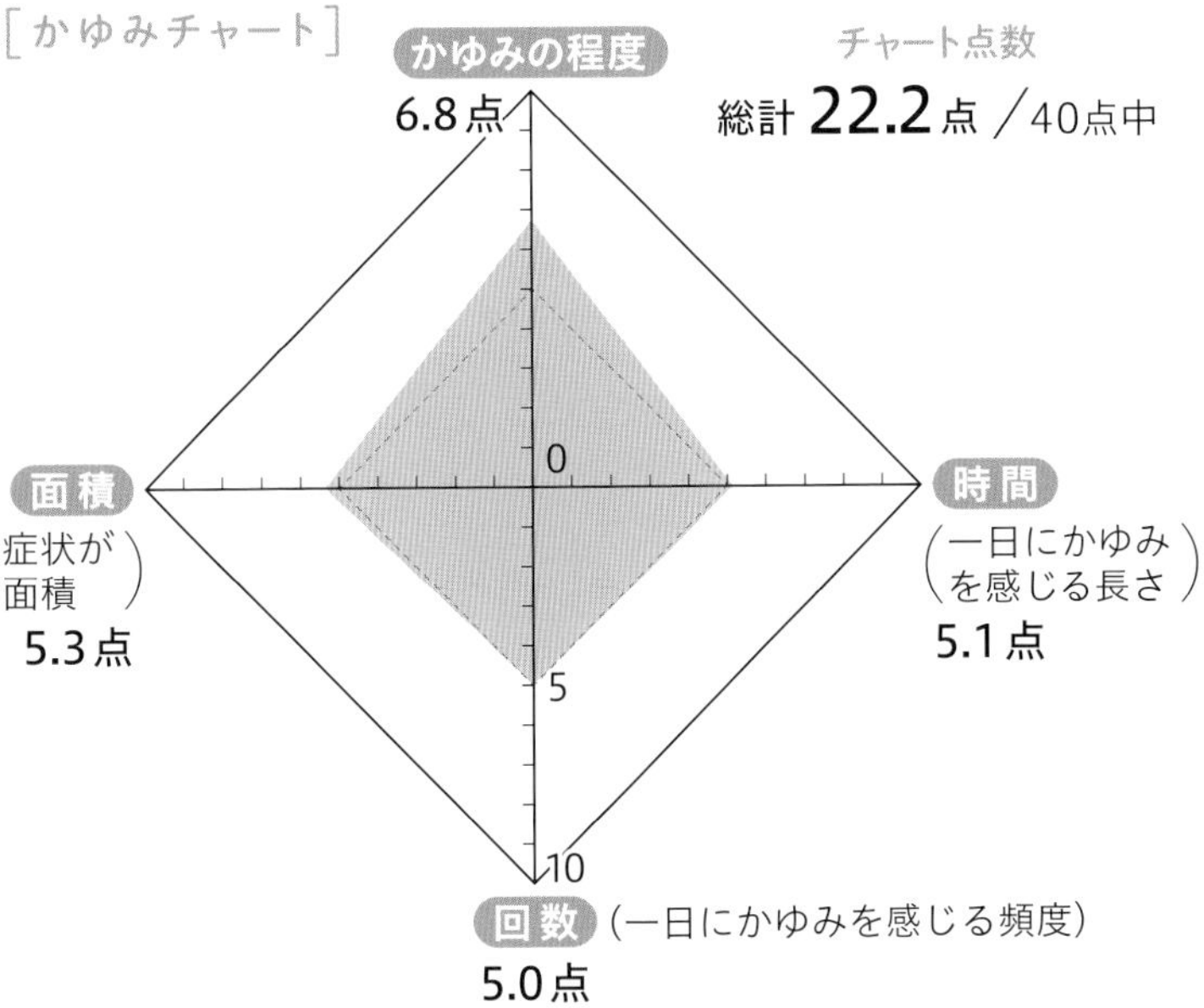

中程度のかゆみとともに皮膚のひび割れによる痛みも感じる

［主な治療法］

外用薬 ・ステロイド
内服薬 ・抗ヒスタミン薬
その他 ・保湿剤

湿度管理に注意

皮脂欠乏性湿疹や皮脂欠乏症の人は、加湿器などで室内の湿度を65～75％に保つよう心がける

10 尋《じん》常《じょう》性《せい》乾《かん》癬《せん》

人から人へはうつらない〝感染〟しない〝乾癬〟は、免疫の病気

日本国内の患者数は約40万人と、近年増加傾向にある原因不明の疾患です。頭皮や背中、お尻、ひじなどが好発部位で、皮膚が赤く盛り上がり、銀白色のフケのようなものが伴います。

皮膚は通常、約28〜40日で新しい細胞に生まれ変わりますが、乾癬の患者さんはその周期が4〜5日と極端に短いため、古い角質が皮膚の上にどんどんたまって赤く盛り上がっていきます。また、表皮細胞が過剰につくられるせいで、フケのようなものがウロコのようにはがれ落ちます。

発症の詳しいメカニズムはまだわかっていませんが、**免疫システムの異常が深く関与**していることが、近年の研究によりわかってきました。

乾癬は、体内でサイトカインという物質が過剰に産成されて炎症を起こしやすい体質の人に、外的因子（ストレス、外傷、乾燥、刺激など）や内的因子（糖尿病、肥満など）が加わることで発症するのではないかと考えられます。

完治療法はまだないものの、外用療法、光線療法、内服療法、注射療法と、幅広い治療法が存在します。医師と相談しながら根気よく治療を続け、よい肌状態をキープすることが大切です。

Profilling

尋常性乾癬

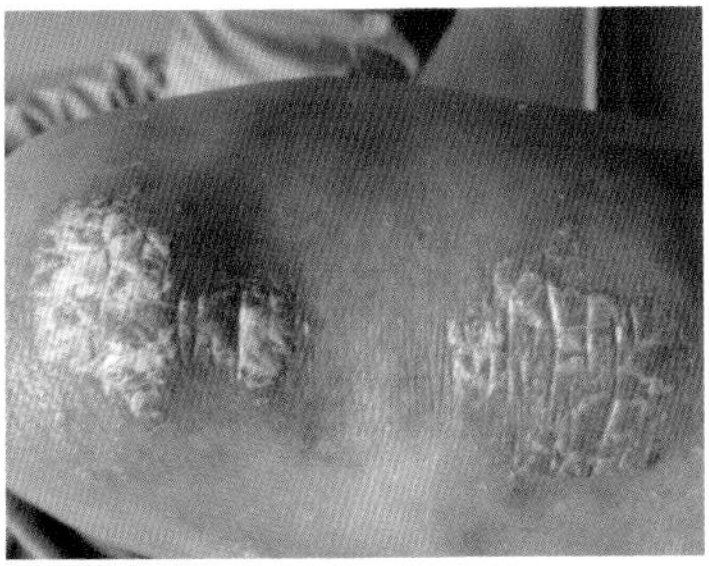

［症状］

赤くなって盛り上がった皮膚の表面に白いウロコのようなかさぶたがつき、それがポロポロとはがれ落ちる。約 50%の患者にかゆみが伴う

［かゆみチャート］

チャート点数
総計 **19.0点** ／40点中

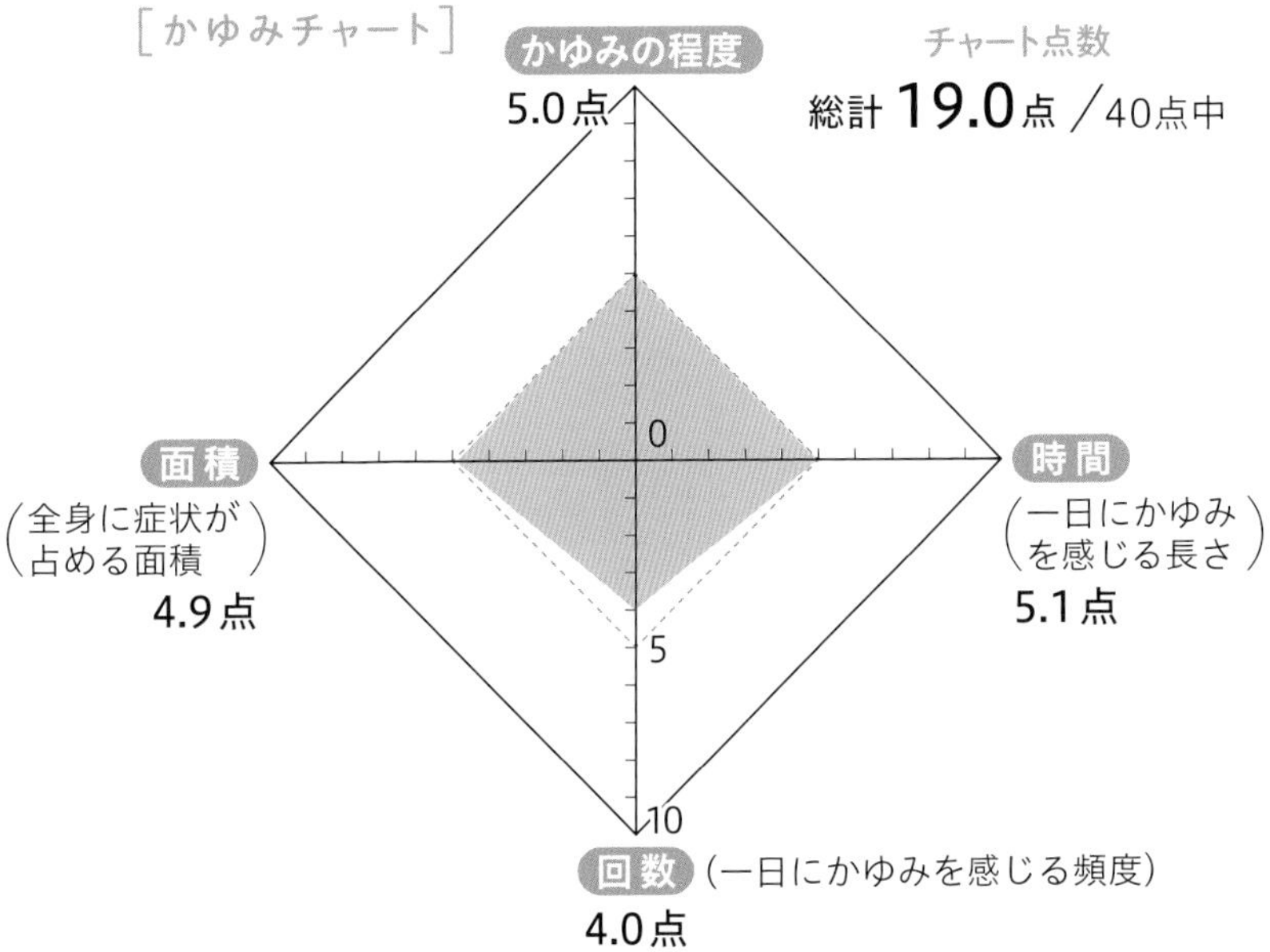

中程度のかゆみ。ただし、かゆみには個人差が大きい

［主な治療法］

外用薬	・ステロイド　・ビタミン D_3
内服薬	・シクロスポリン　・ビタミンA誘導体 ・アプレミラスト
光線療法	・ナローバンドＵＶＢ療法　・ＰＵＶＡ療法
注射療法	・生物学的製剤

11

毛《もう》包《ほう》虫《ちゅう》性《せい》ざそう

顔に棲《す》むダニが原因の赤いブツブツ。クレンジングを丁寧に！

誰の皮膚にも存在する、顔ダニ（ニキビダニ）という普段は無害な常在寄生虫が、なんらかの理由で、毛穴の奥の毛包で増殖して炎症を引き起こす病気です。毛穴に残った化粧成分や、ステロイド外用薬などの不適切な使用が発症のきっかけになる場合が多く、これらは顔ダニの栄養となります。顔ダニの増殖を防ぐためにも、**夜、顔に塗った薬は、翌朝、洗顔料を使って洗い流しましょう。**

40代のある女性は、他院で半年間、ニキビダニとの診断がつかず、3院めに受診した当院でようやく原因が判明し、無事完治しました。

Profilling

毛包虫性ざそう

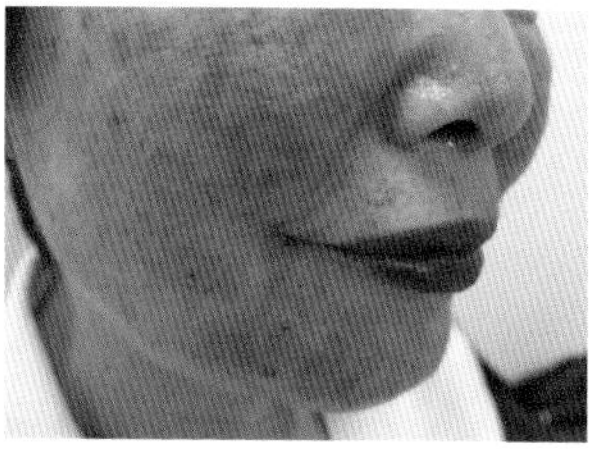

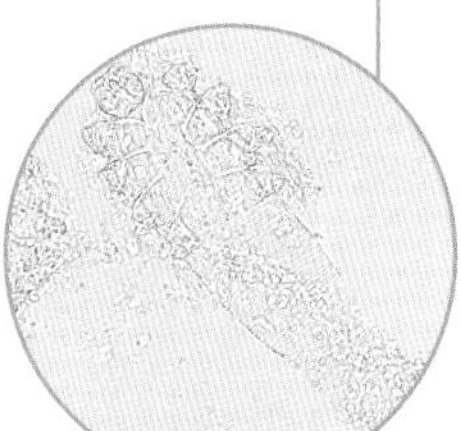

［症状］

かゆみと熱感が強く、細かく赤いブツブツが顔全体に発症する。顕微鏡で判別が可能。ニキビの一種だが見た目の症状がまったく異なるため、皮膚科医でも診断が難しい

撮影協力：聖マリアンナ医科大学　右高潤子先生

第2章

かゆみも敏感肌もよくなるすごい「1分肌活」

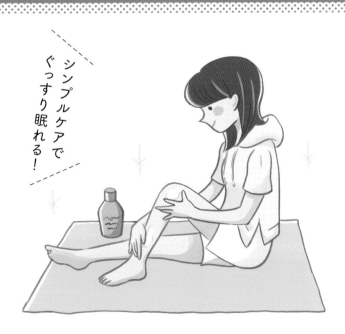

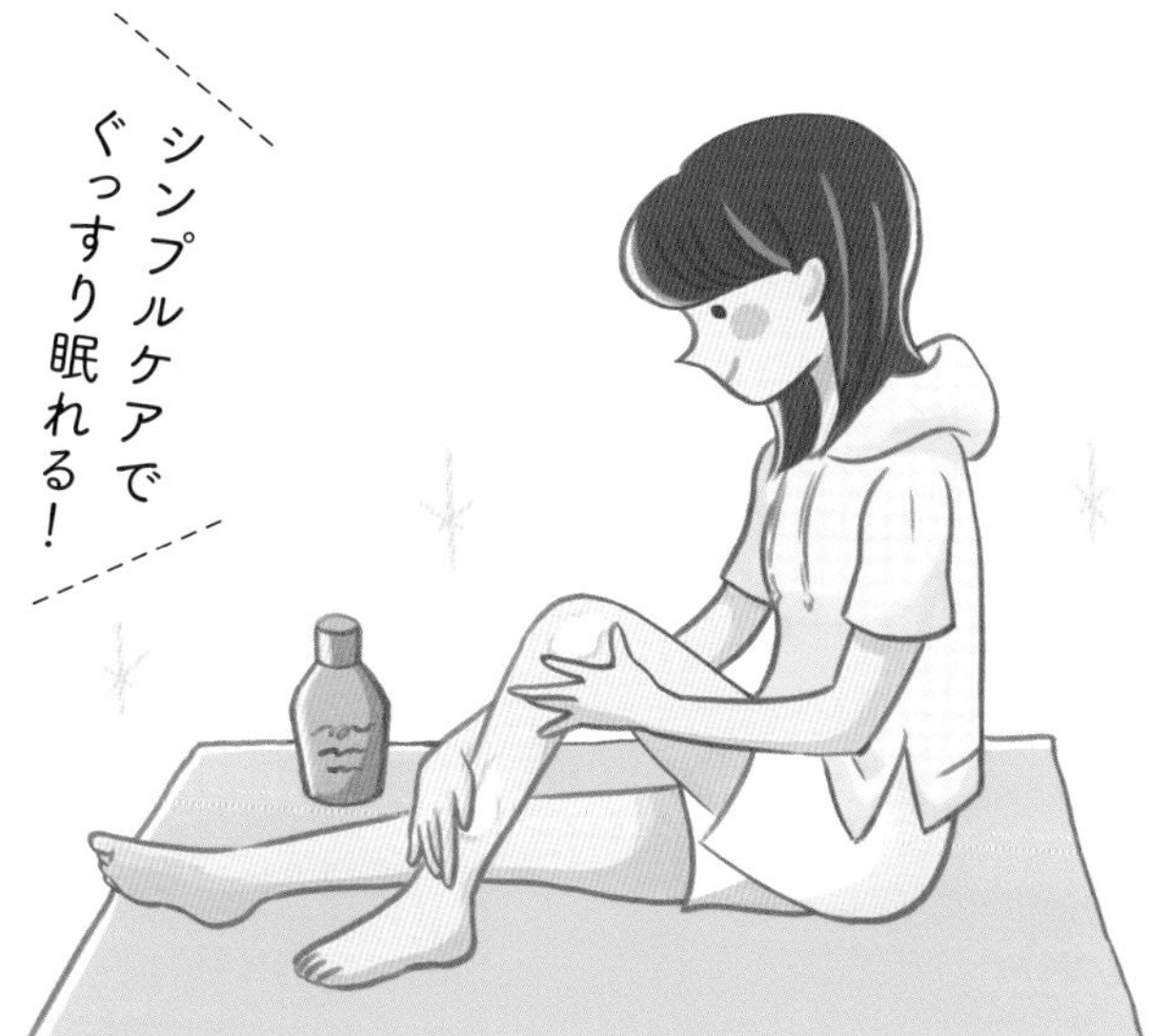

12 皮膚はヒト最大の臓器！ケアすれば返ってくる恩恵も大！

肌＝皮膚がなければ、誰も生きていけない

あなたの体には、どんな臓器がありますか？

心臓、肝臓、肺、胃、腸……。実は、肌＝皮膚も臓器です。体の内側にある臓器を「内臓」とよぶのに対し、皮膚は「外臓」ともいわれます。

そして、内臓・外臓含め、人体のなかでいちばん大きい臓器が皮膚です。皮膚全体を広げると、約1・6㎡にもなり、これはだいたい畳1枚分に相当します。また、厚さは年齢や部位によっても異なりますが、平均約2㎜。重さは体重の16％にもなります。

そして、皮膚には主に6つの役割があります。

①保護機能（バリア機能）
②分泌機能
③体温調節機能
④貯蓄機能
⑤排泄機能
⑥知覚機能

このように、皮膚はさまざまな役割をもつ、大切な臓器の1つなのです。そうとわかれば、皮膚に対する考え方も少し変わってはきませんか？

肝臓をいたわる休肝日をつくるように、自分の皮膚をいたわることこそが、肌活への第一歩です。

皮膚の大切な6つの役割

1

保護機能(バリア機能)

細菌や微生物、ウイルスなどが体内に入り込むのを防ぐと同時に、体内の水分をキープする

2

分泌機能

皮脂や汗を分泌する。皮脂は皮膚の乾燥や細菌の繁殖を防ぐためにも重要

3

体温調節機能

暑いときは汗を出し、寒いときは立毛筋を収縮させ、体温調節を行なう

4

貯蓄機能

皮膚の下（皮下）に脂肪を蓄える

5

排泄機能

汗腺から汗を出すことで、体内の老廃物を排泄する

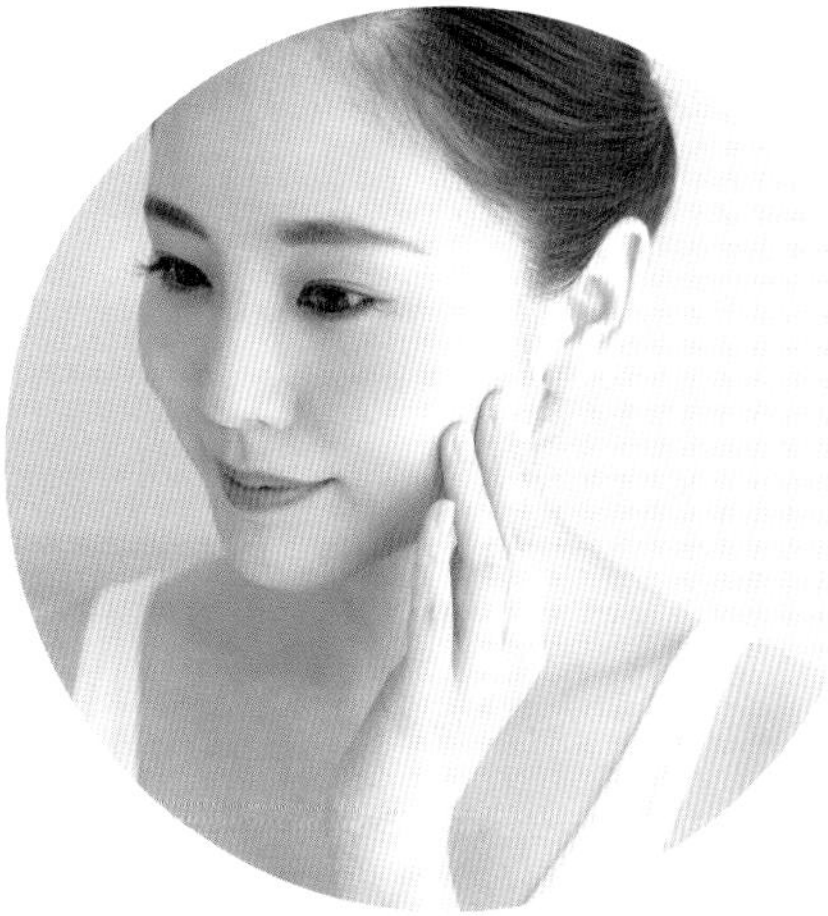

6

知覚機能

熱い、冷たい、痛い、かゆいといった感覚をとらえる

13 最重要バリアは「皮脂膜」と「角質層」

皮膚の構造とバリア機能のしくみ

皮膚は、内側から「皮下組織」「真皮」「表皮」からなり、一番外側の表皮は厚さわずか0・2㎜ほどで、「基底層」「有棘層《ゆうきょく》」「顆粒層《かりゅう》」「角質層」の4層構造をしています。さらに表皮の表面は、「皮脂膜」で覆われています。そして、**皮膚のバリア機能（34ページ参照）を保つのに、最も重要な役割を担っているのが、皮脂膜と角質層**です。

皮脂膜は、皮脂と汗が混じっているだけのものなので、入浴などですぐに流れてしまいます。**皮脂膜がなくなると角質層のバリア機能は弱まり、肌内部の水分が蒸散しやすくなり、細菌などが入り込みやすくなって**肌トラブルの原因となります。

表皮の最も奥にある基底層では、つねに新しい細胞がつくり出されます。古い細胞は徐々に押し上げられてやがて死に、「角質細胞」となります。

角質層は、角質細胞がウロコのように重なっていて、時間が経《た》つとアカやフケとなってはがれ落ちます。このように、細胞が生まれてから体を離れるまでを「ターンオーバー」（新陳代謝）といいます。表皮のターンオーバー周期は、部位や年齢によっても異なり、20代で平均約30日。加齢によって徐々に遅くなっていきます。

表皮の構造

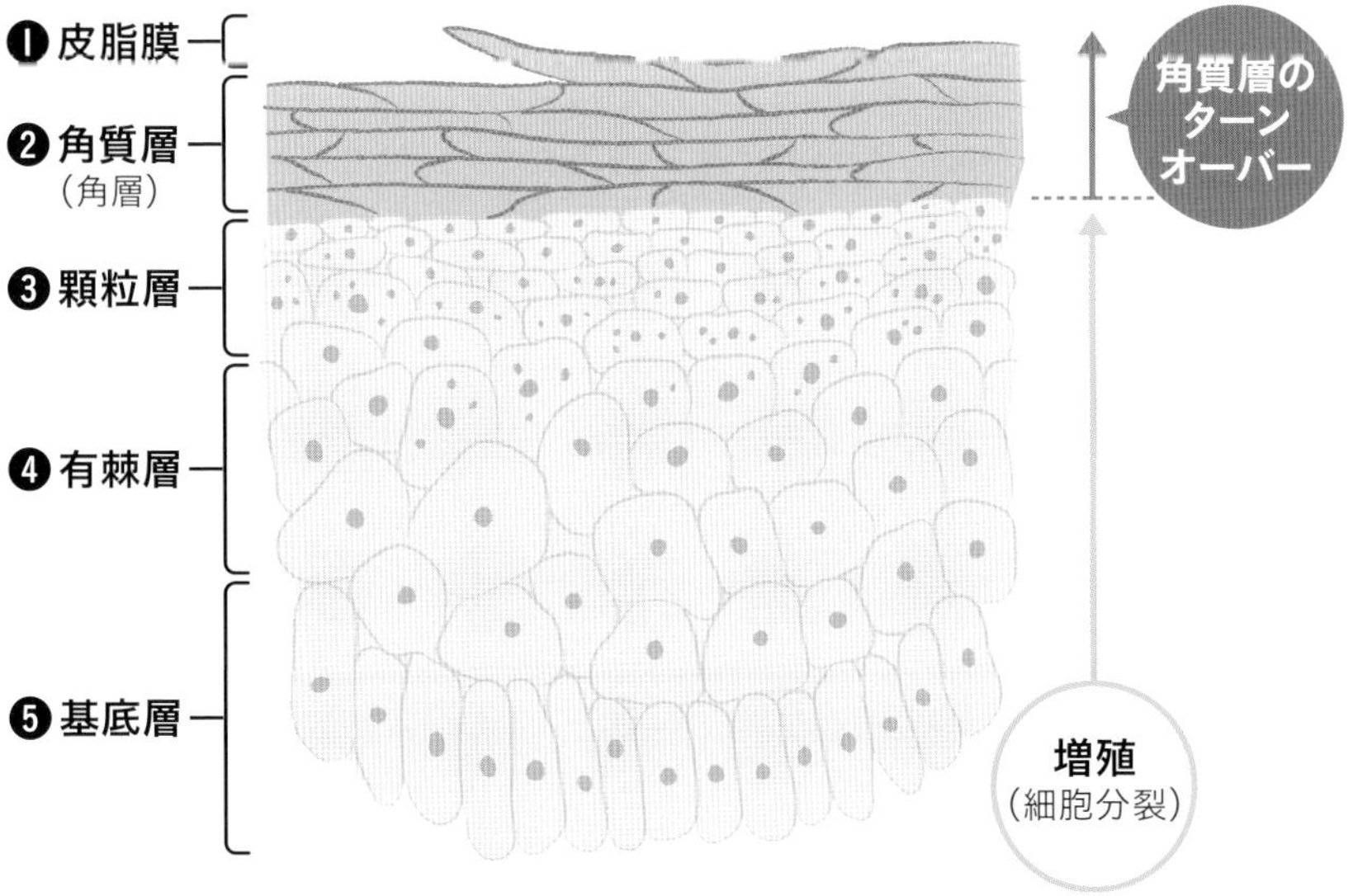

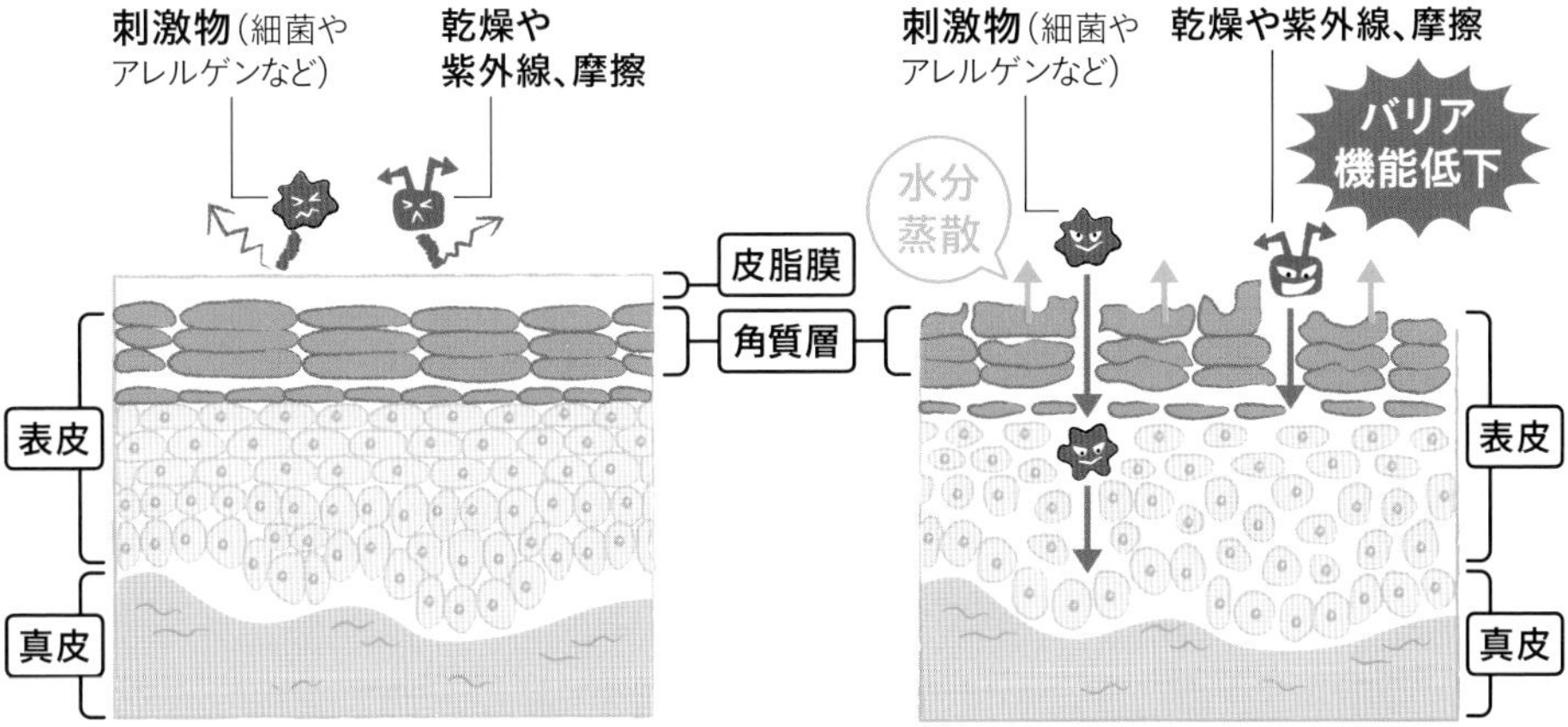

皮脂膜に守られた皮膚はうるおいもあり、乾燥や刺激、細菌・ウイルスの侵入にも強い

皮脂膜がない皮膚は、乾燥や刺激の影響を受けやすく、肌トラブルを起こしやすい

14

当たり前のことを当たり前にやることがすごく大切

毎日の積み重ねが、肌の運命を分ける

突然ですが、メジャーリーグで数々の偉業を成し遂げた、イチロー氏の次の名言をご存知ですか?
「特別なことをするために、特別なことをするのではない。**特別なことをするために、普段どおりの当たり前のことをする**」

私の提唱する肌活も、まさにそのとおり! 「肌を強くする」ための肌活は、手間やお金、時間のかかる特別なケアを行なうことではありません。
具体的には、次のたった3つを行なうだけです。

① **肌をうるおわせる**(保湿)
② **肌内部の熱を冷ます**(冷却)
③ **肌を清潔に保つ**(清潔)

この3つを、正しいやり方でひたすら**毎日コツコツ続ける**だけです。そして、それが「かゆみのない強い肌」へ近づくための最短距離なのです。

そして、仕事や勉強、家事や育児に忙しい人でもラクに続けられるよう、私の肌活は1分以内で完了します。

これなら、どんなに忙しい人でも時間がつくれるはず。**いや、つくりましょう!** 長年悩み続けていたかゆみから解放され、健やかで強い肌をたった1分で手に入れられるのですから!

忙しい人でもラクラク実践できる「1分肌活」

一日24時間のうちの1分なら、どんなに忙しくても肌活は続けられる！　美しく強い肌は、日常を変える！

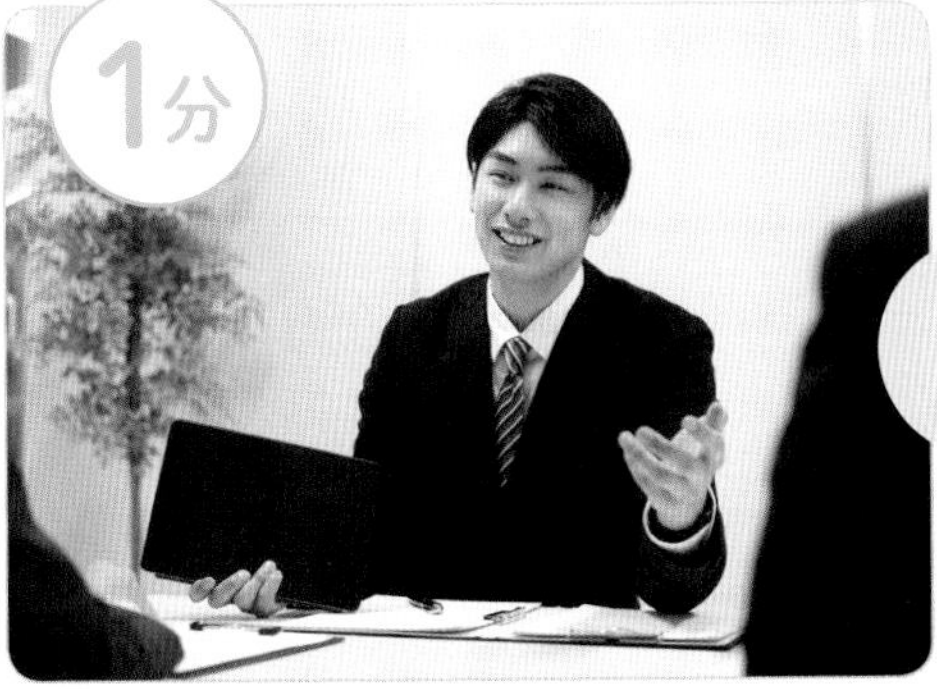

自信が出て、積極的に新規開拓の営業ができるようになった！

子ども優先で自分のことまで手が回らないけど、1分だったら続けられる！

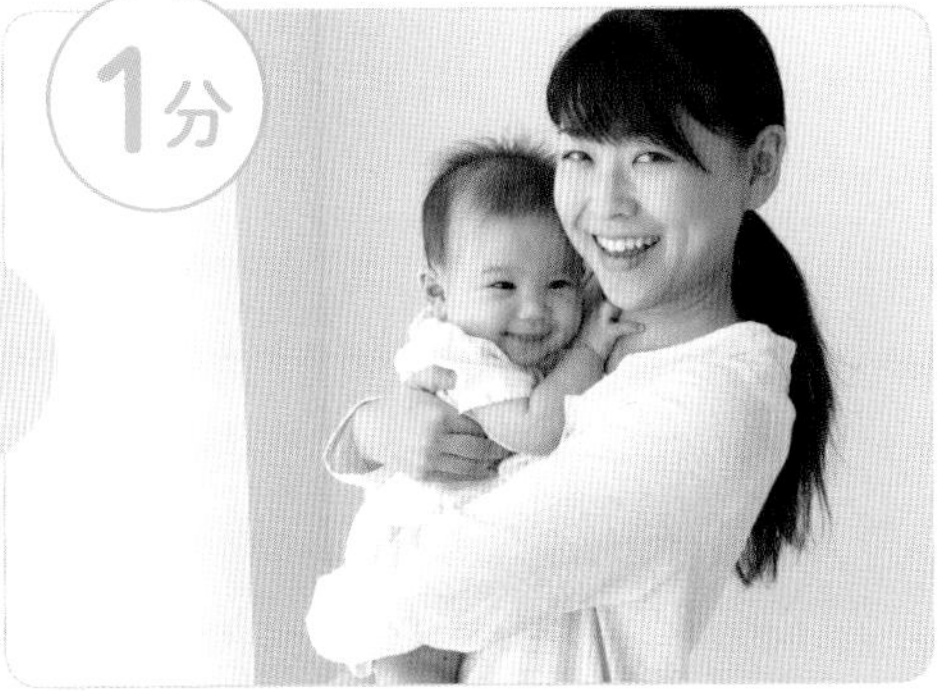

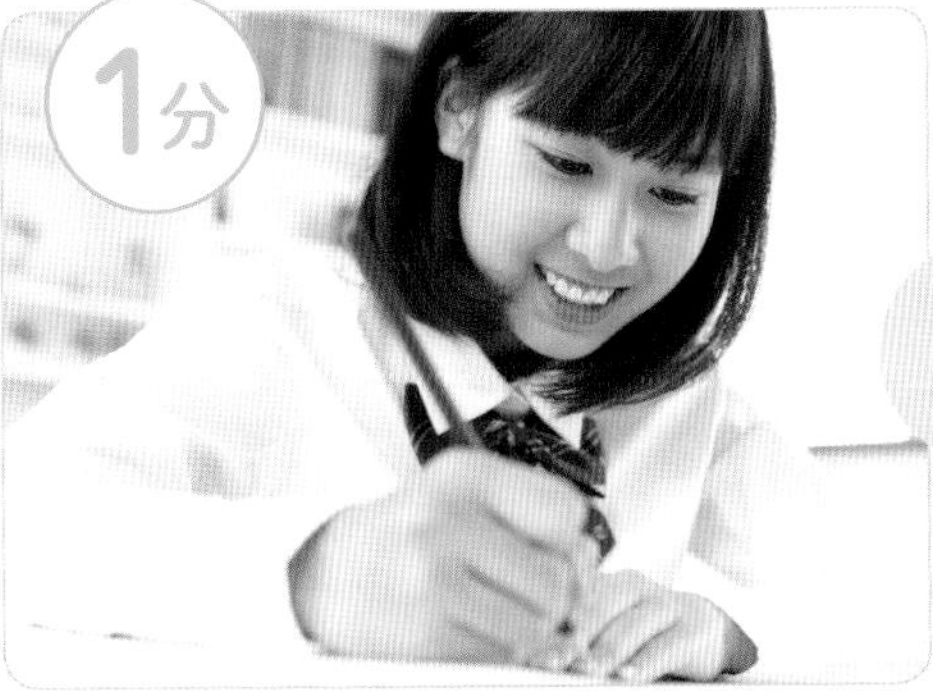

肌の調子がいいと、かゆみに邪魔されないで勉強にも集中できる！

15 肌はうるおいがすべて。一にも二にも、まず保湿！

水分を「入れる」「逃さない」の2ステップが基本

「うるおい」という言葉を自分の病院名にするほど、私は日頃から保湿の大切さを訴えています。

保湿＝「肌に水分を入れること」だけと思われがちですが、水分を入れただけでは、その効果は一時的。時間が経つと蒸散して、結局肌は乾燥してしまいます。**肌のうるおいを保つ鍵となるのは、バリア機能（36ページ参照）の説明にも登場した表皮の「角質層」と、それを覆う「皮脂膜」です。**

角質層は、死んだ角質細胞がウロコ状に重なっているだけの層ですから、まずはここにたっぷり水分を入れ、それを留《とど》めなくてはいけません。

そこで重要なのが皮脂膜です。角質層をベールのように覆い、肌から水分を逃さない「フタの役割」をしてくれます。皮脂膜が適度にある肌は、うるおってなめらかですが、皮脂膜が少ない肌は水分が逃げてガサガサと乾燥しています。

顔でも体でも、部位にかかわらず、水分を入れたあとには、皮脂膜の働きを助け、「水分を逃さないための保湿ケア」も行なってください。

ちなみに肌が乾燥する原因には、水分を逃さない保湿ケアを怠っていることのほかに、空気の乾燥や日焼け、加齢などが挙げられます。

肌の保湿力が低下する原因

空気の乾燥

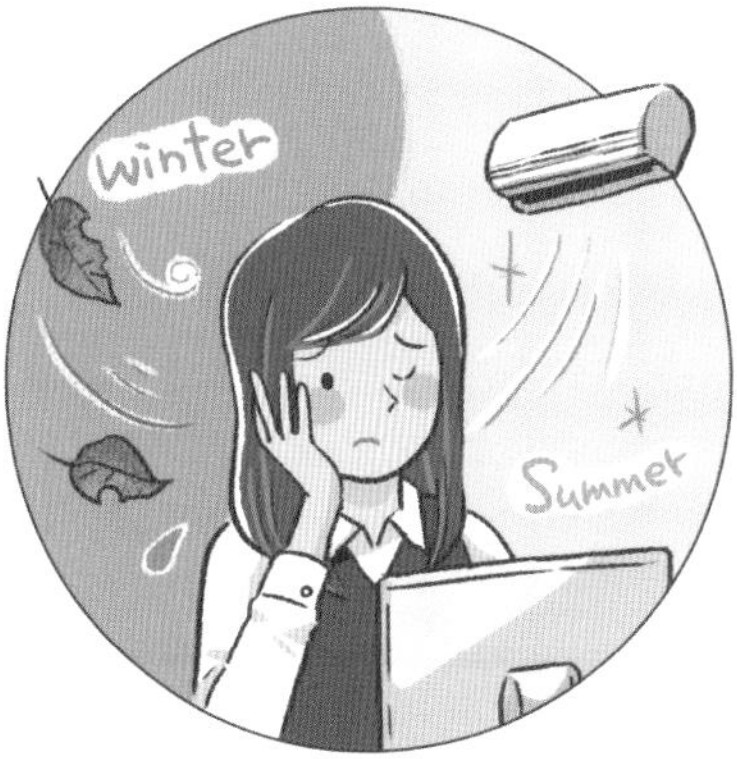

冬場の乾燥はもちろん、夏の冷房の効いた室内にも注意が必要。乾燥した場所に長時間いると、角質層の水分が蒸散する

日焼け

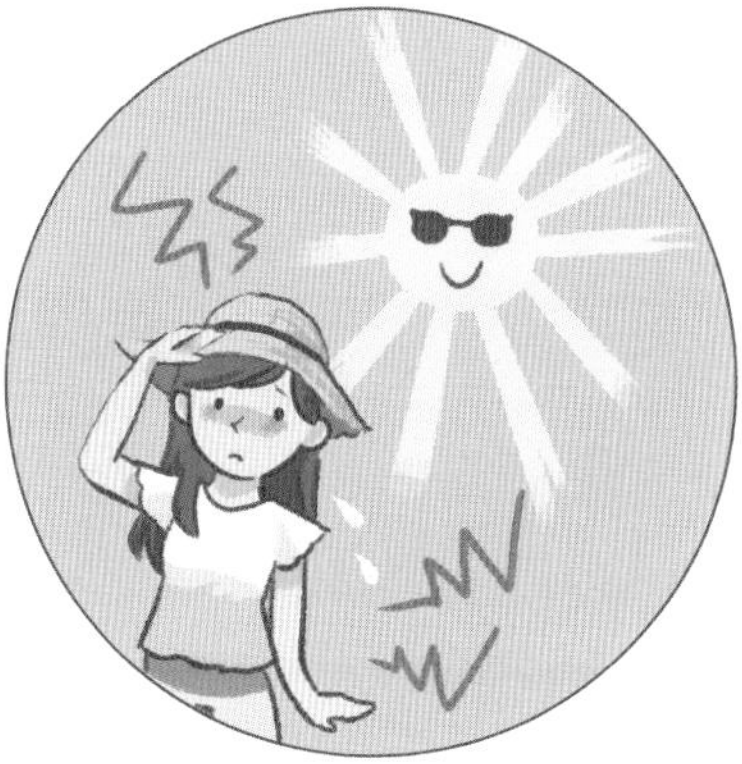

日焼けは軽いやけどと同じような状態。肌のバリア機能が壊れ、肌内部の水分が蒸散して乾燥肌に

加齢

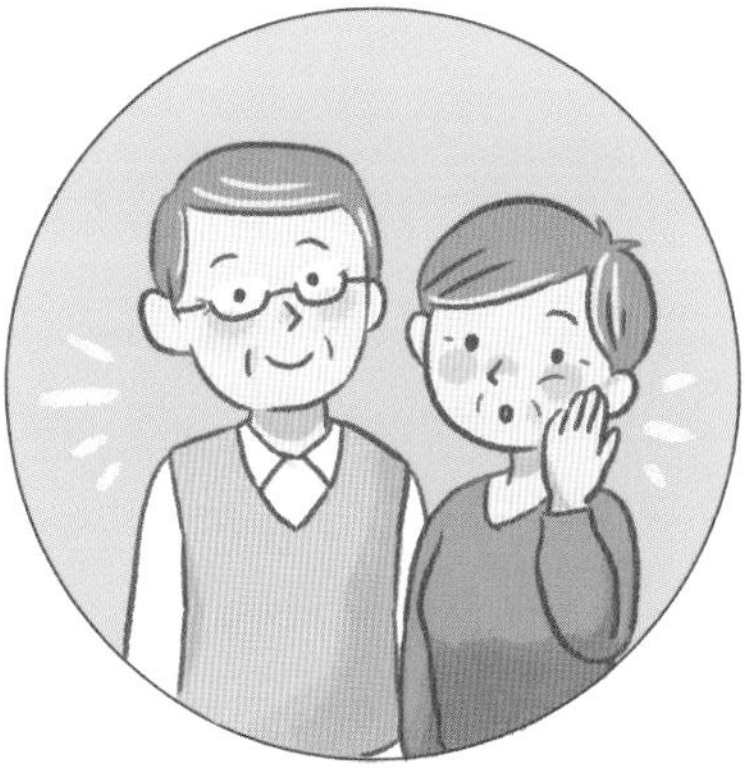

肌のターンオーバーが遅くなり、角質がなかなかはがれずに角質層が厚くなる。
一方で、肌内部の保湿成分（皮脂、セラミド、NMF[45ページ参照]）は年齢とともに低下するため、肌の内側から角質表面にまでうるおいが届かずに乾燥する

ほかにも
- **あやまったスキンケア**
- **過激なダイエット**なども乾燥の原因に

16 効果倍増！保湿剤の上手な塗り方

10分以内に湿潤剤と保護剤の「セット使い」が大切！

ひとくちに保湿剤といっても、肌に浸透させるものと、肌の表面を覆うものの2種類があります。肌に浸透させるものは、湿潤剤（モイスチャライザー）といい、一般的に保湿剤とよばれるものの多くは、この湿潤剤を指しています。角質層に水分を入れてうるおす作用があり、化粧水がその代表例です。

肌の表面を覆うものは、保護剤（エモリエント）ともよばれ、肌内部の水分が蒸散するのを防ぎます。クリームは保護剤に分類されます。乳液は、湿潤剤と保護剤のちょうど中間に位置します。

そして40ページで説明したとおり、**保湿には湿潤剤と保護剤の両方が必要**です。塗る順番は、湿潤剤が先、保護剤があとです。塗り方のコツは、

コツ① シワを伸ばして、シワに沿って塗る
コツ② 入浴後10分以内に塗る
コツ③ ケチらずに、たっぷり塗る

夏場はワセリンやクリームではベタつくので、化粧水＋乳液など、サラッとした使い心地の保湿剤を選びましょう。ただし、**湿潤剤と保護剤の「セット使い」は、一年をとおして必ず行なってください。**

保湿剤の効果的な塗り方のコツ

① シワを伸ばして塗る、シワに沿って塗る

シワの溝の中にも保湿剤がきちんと入り込み、塗りむらがなくなる

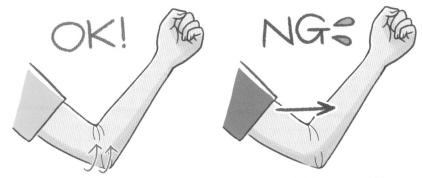

肘の外側は、肘を曲げてシワを伸ばし、シワに沿って塗る

肘の内側はシワに対して直角に塗ると、シワの中まで塗れない

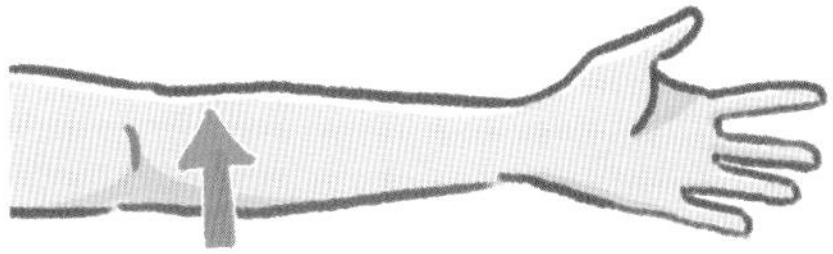

肘の内側は、腕を伸ばしてシワを伸ばし、シワに沿って塗る

② 入浴後10分以内に塗る

体を洗うと皮脂膜が洗い流されるため、そのまま放置していると、肌の水分はどんどん失われる。タオルで体をサッとふいたら、体が半分濡れている状態でいいので、すぐに全身保湿を行なう

③ たっぷり塗る

肌がテカテカになるぐらいたっぷりと塗る。ティッシュペーパーが肌に貼りつくぐらいの量が目安

17 天然セラミドは最強の保湿成分！増やすにはコレしかない！

角質細胞間のうるおいを保つには、天然セラミドを外から入れる！

保湿剤（化粧水など）を選ぶ際は、「セラミド」入りのものがお勧めです。セラミドは、角質層で角質細胞同士をつなぐ役割をする細胞間脂質の、約50％を占める保湿成分。細胞と細胞のあいだにある水分を抱え込み、保水する働きがあります。

近年は、セラミドの代謝産物である「抗菌ペプチド」が、細菌の増殖から皮膚を守る働きをすることにも注目が集まっています。

しかし、**角質層のセラミドは加齢によって減り、50代では20代の約半分にまで減少**します。セラミドが不足すると、角質細胞のあいだがスカスカになり、肌のうるおいやバリア機能の低下につながります。加齢以外にも、肌の乾燥や洗いすぎもセラミド流出の原因です。また、アトピーの人は、生まれつきセラミドをつくる力が弱いこともわかっています。

肌のセラミドを増やすには、セラミド入りの保湿剤で、外から補給する以外方法はありません。

特に、ウマやウシの脊髄《せきずい》などからつくられた「天然セラミド（セレブロシド）」がお勧めです。ヒトがもつセラミドと構造が似ているため刺激が少なく、皮膚に浸透しやすいのです。

皮膚のうるおいを保つ3つの物質

肌の保湿力やバリア機能は、主に「皮脂（皮脂膜）」「角質細胞間脂質（セラミド）」「天然保湿因子（NMF）」の３つの成分で成り立っている

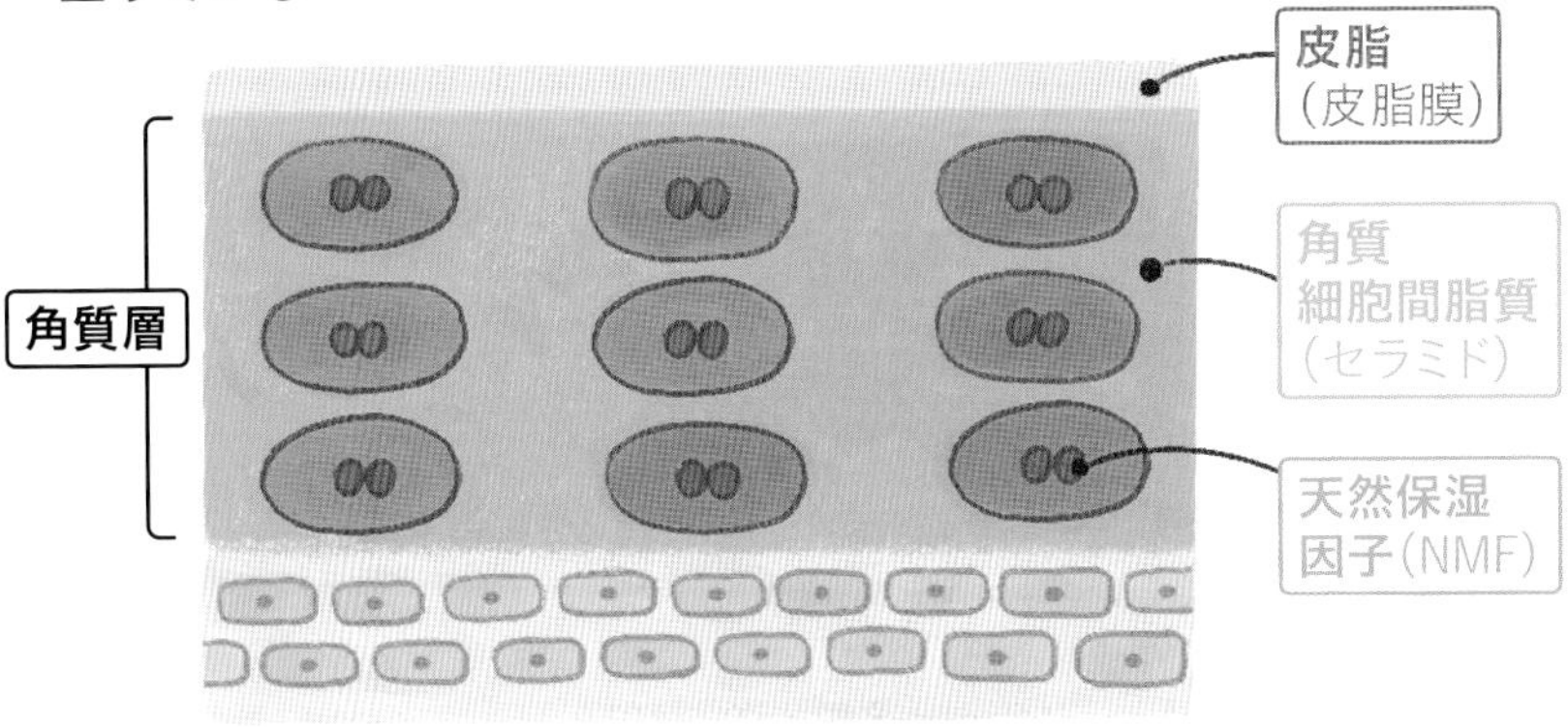

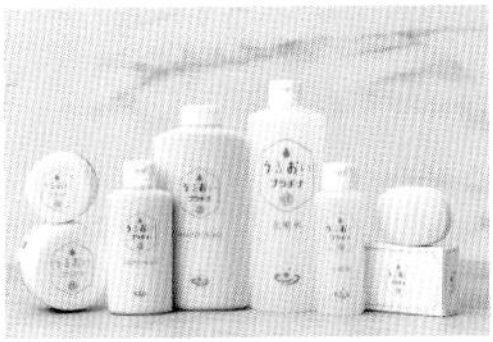

当院患者向けに開発した、肌にストレスフリーかつ、うるおいキープを目的としたセラミド製品

角質細胞間脂質 セラミド

角質細胞のあいだを満たす保湿成分。水分を抱え込んで肌のうるおいを保つ。天然セラミド入り保湿剤で補給できる

皮脂（皮脂膜）

皮脂腺から分泌される物質で、汗と混じって皮脂膜となり、表皮の表面を覆って肌の水分蒸散を防ぐ。クリームなどの保護剤で補える

天然保湿因子（NMF）

角質細胞の中にある保湿成分で、水分を取り込む吸湿性と、水分を保つ保湿性の両方の働きがある。天然保湿因子の主成分である、アミノ酸入りの化粧水などで補給できる

18 老化も防ぐ！水素の抗酸化作用

皮膚の炎症をおさえる効果に着目

セラミドのほかに、肌への効果が期待できる成分として、今私が注目しているのが「水素」です。

私たち人間は、生きるために、酸素を取り込んでエネルギー産生に利用しています。ところが、そのうちの数％が、細胞を傷つける有害な「活性酸素」となって細胞を酸化させ、がんや、さまざまな生活習慣病、老化の原因となります。

水素には、体内の有害な活性酸素だけを狙って無毒化させる、抗酸化作用があります。そのほかにも、抗アポトーシス作用、抗アレルギー作用、抗炎症作用など、体や皮膚にとってよい働きがあることが、数々の研究論文によって報告されています。**なかでも注目したいのが、アトピー性皮膚炎を発症させたマウスに対して、水素が有効性を示した論文です（※）。**発症したマウスに、通常の水と水素を含んだ水を12週間飲用させたところ、通常の水を飲ませたマウス群と比べて、水素水を飲ませたマウス群では、引っかき行動の改善のほか、アレルギーや炎症に関連するサイトカインとIgE抗体の減少を有意に示しました。この結果から、水素がヒトのアトピー性皮膚炎に対しても、有用であると考えられます。

※：YS Yoon,et al. Positive Effects of Hydrogen Water on 2,4-Dinitrochlorobenzene-Induced Atopic Dermatitis in NC/Nga Mice.Biol.Pharm.Bull.37(9)1480-1485(2014)

水素の肌へのいい作用

抗酸化作用

体内で発生した悪玉活性酸素と結合して無害な水に変え、老化を防ぐ

抗アレルギー作用

マスト細胞からヒスタミンなどが放出されるのを抑制して、即時型アレルギー反応を制御する

抗炎症作用

炎症で発生する活性酸素を水素が無毒化し、炎症の拡大を防ぐ

抗アポトーシス作用

細胞のプログラムされた死を抑制する

豊田医師プロデュース

うるおいリッチHミルク
（高濃度水素含有乳液）

容器から水素が抜けにくい特殊な「ナノバブリング技術」で充填《じゅうてん》した高濃度水素乳液

水素のパワーを肌活に取り入れよう！

- 肌荒れに
- 乾燥肌に
- 炎症（赤み）に
- シミ・シワ・くすみに

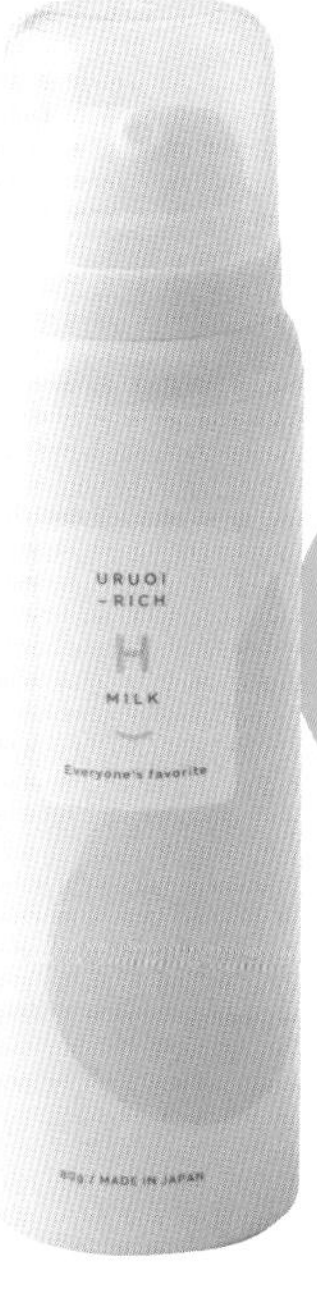

よい肌状態を維持

アンチエイジング

肌トラブルの早期回復・予防

一般的な充填方法では、水素は容器内に閉じ込めておくことが難しく、フタを開けたとたん逃げてしまうので本当に効果のある商品は少ない。これが水素の効能への誤解の一因となっている

19 「全身保湿」するだけでアトピー発症3割減！

ポイントは、バリアの破れをなくすこと！

国立成育医療研究センターという小児専門の大きな病院があります。ここから2014年10月に、大変興味深い研究論文が発表されました（※）。

それは、両親、兄弟姉妹のいずれかがアトピー性皮膚炎である、新生児118人を対象に行なわれた研究です。生後1週めから一日1回、「全身に保湿剤を塗るグループ」と、「乾燥した部分だけ保湿剤を塗るグループ」とに分け、32週めに皮膚の診断をしました。その結果、**アトピーを発症したのは、全身に保湿剤を塗ったグループで19人、一部だけ塗ったグループで28人と、全身に塗ったグループでは3割以上も発症率が低下したの**です。この結果から、アトピー性皮膚炎の発症を防ぐには、生後なるべく早い段階から、一日1回以上全身に保湿剤を塗って、肌のバリア機能の低下を防ぐことが大切であるとわかりました。

今まで「たかが保湿」とあなどっていた方や、皮膚科医のスキンケア指導をないがしろにしてきた方も、この事実から、保湿の大切さをわかっていただけたと思います。今日からでも遅くはありません。健康な肌を手に入れるためにも、毎日の保湿習慣をはじめてください。

※：Horimukai K,Morita K,Narita M,Kondo M,Kitazawa H,Nozaki M,et al. Application of moisturizer to neonates prevents development of atopic dermatitis.J Allergy Clin Immunol.2014;134(4):824-830. e6.

新生児からの保湿でアトピーを予防しよう

新生児期間中に保湿剤で皮膚のバリア機能を保護することで、アトピー性皮膚炎を予防できるかどうかを調べた、前向き無作為化比較試験

対象 両親または兄弟姉妹に1人以上アトピー性皮膚炎の既往をもつ新生児118人

方法 新生児を59人ずつAとBの2つのグループに分け、グループAには一日1回、全身に保湿剤を塗ってもらい、グループBには保湿剤は使用せずに、乾燥した部分だけ白色ワセリンを塗ってもらった。これを32週継続した

結果

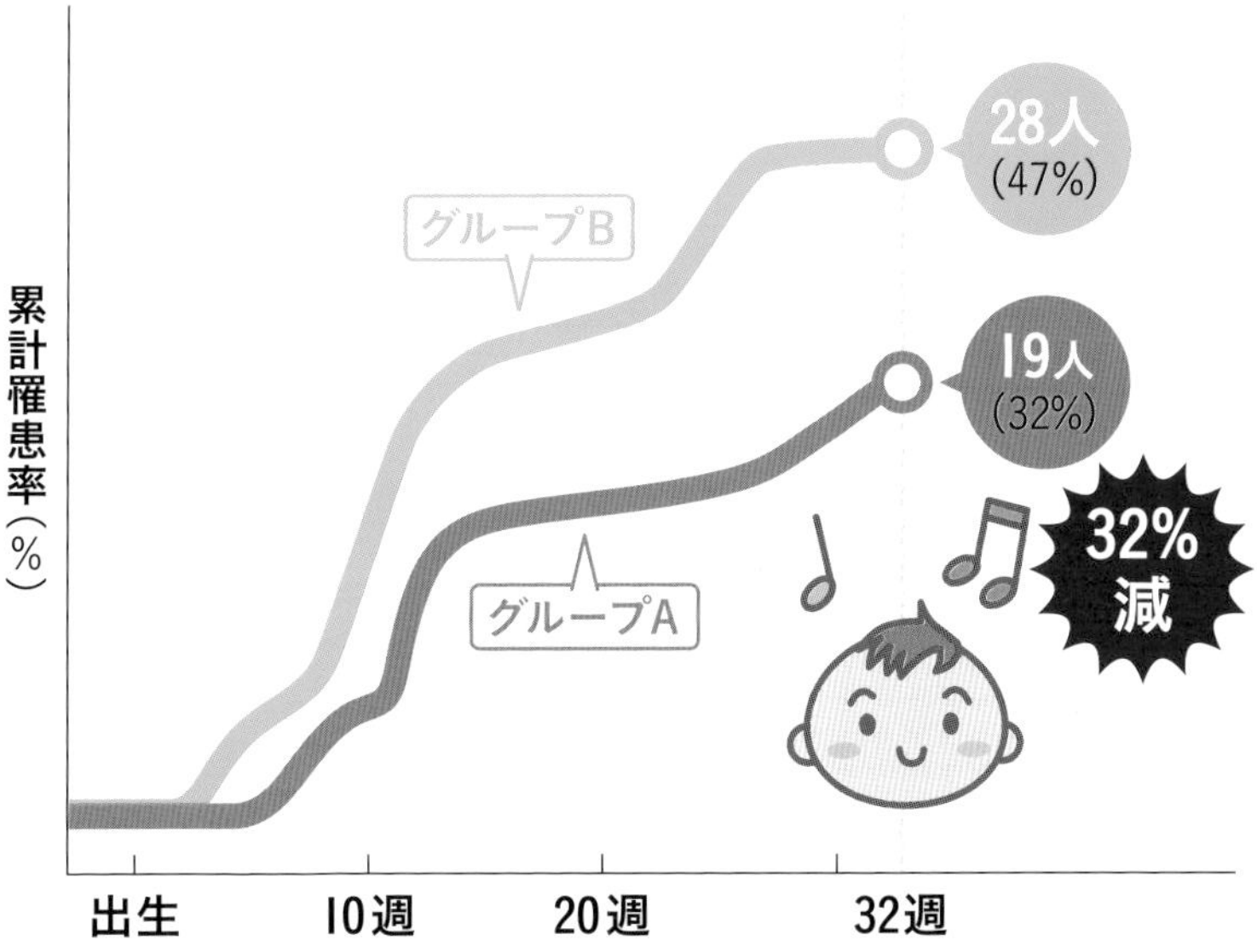

保湿剤を塗っていたグループAとコントロール群であるグループBの差は15%と有意にあり、グループAのアトピー性皮膚炎の発症率は32%低下する結果となった

20 食物アレルギーをも予防できる！

保湿で皮膚からのアレルゲンの侵入をブロック！

卵、牛乳、小麦などを食べると、蕁麻疹や呼吸困難などの症状があらわれる食物アレルギー。

以前は、原因となる食品（アレルゲン）を食べることで発症すると考えられてきましたが、現在の考え方はまるで逆です。**口から入って腸で吸収される食品は、アレルギー反応を起こしにくく、むしろ乳幼児期から食べ慣らすことで、食物アレルギーを防げる**という考え方に変わったのです。

では、食物アレルギーはなぜ起こるのでしょう。

驚くべきことに、皮膚からアレルゲンが体内に入り込んだ結果、アレルギー抗体がつくられ、次に同じ食品を食べるとアレルギー反応が起こるという説が有力です。これを「経《けい》皮《ひ》感《かん》作《さ》」といいます。

10数年前、小麦成分が入った石けんで小麦アレルギーを発症する事件がありました。あれはまさに、小麦の経皮感作による食物アレルギーで、子どもだけでなく、大人にも経皮感作で食物アレルギーが発症した事例です。**バリア機能が低下した肌は、アレルゲンの侵入を容易にするため、経皮感作が起こりやすくなります。**肌の保湿をしっかり行ない、バリア機能を高めれば、食物アレルギーすら予防することが可能なのです。

食物アレルギーは「経皮感作」が原因

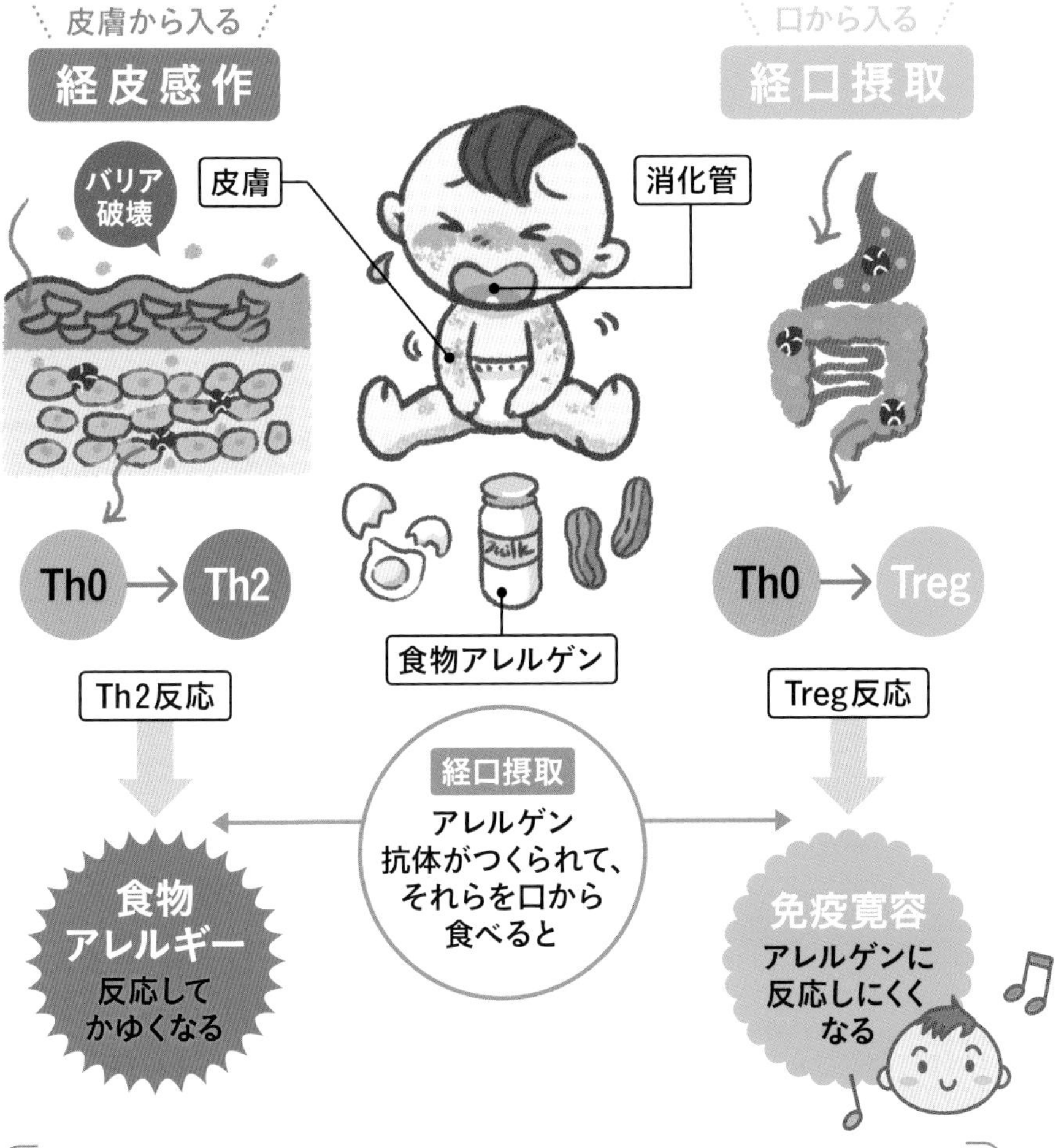

保湿で皮膚からの
食物アレルゲンの侵入を防ぐことで、
食物アレルギーの発症を予防できる！

21 「コレ」だけは、絶対にやってはいけない！

脱保湿でよくなったケースはゼロという真実

皮膚科医にはいろいろな考え方の人がいます。なかには保湿剤を使わない『脱保湿』を勧める医者もいるようです。私のクリニックにも、「ほかの皮膚科では脱保湿を勧められた」という方が、ときどきいらっしゃいます。

はっきり言いましょう。脱保湿は絶対にしてはいけません。**私はこれまで何十万人もの患者さんを診てきましたが、脱保湿でよくなった例は1人もいません。みなさん、症状は悪化しています。**

脱保湿を勧める人の言い分はこうです。「保湿剤を使っていると、肌が本来もつ保湿力が衰えて、保湿剤がないと皮膚が乾燥してしまう『保湿依存症』に陥ってしまう」

しかし、脱保湿をしたところで、皮膚本来の保湿力が改善する可能性はきわめて低い。なぜなら、肌の保湿機能を担う**天然保湿因子とセラミドは、遺伝や体質の影響が大きいため、脱保湿をしたからといって、保湿力が大幅に改善することなどありえない**からです。乾燥した肌を放置していると、「かゆくなる↓かいて傷になる↓治らない」の悪循環から抜け出せなくなります。肌を強くする最強の方法は、やはりまず保湿なのです。

「脱保湿で肌がよくなる」は大ウソ！

脱保湿で肌がカサカサになった女性
(26歳 女性)

当院初診時の写真。脱保湿を唱える医師から逃れて、関西からわざわざ千葉県にある当院を受診。肌は熱をもち、猛烈なかゆみと炎症で腫れてカサカサの状態

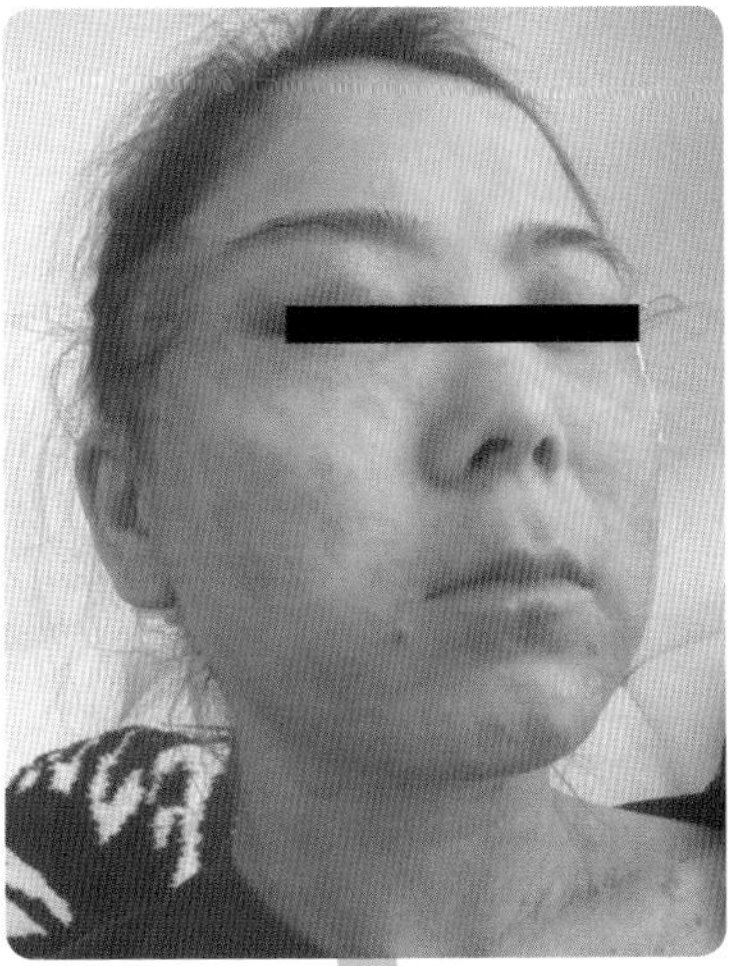

当院受診後2カ月

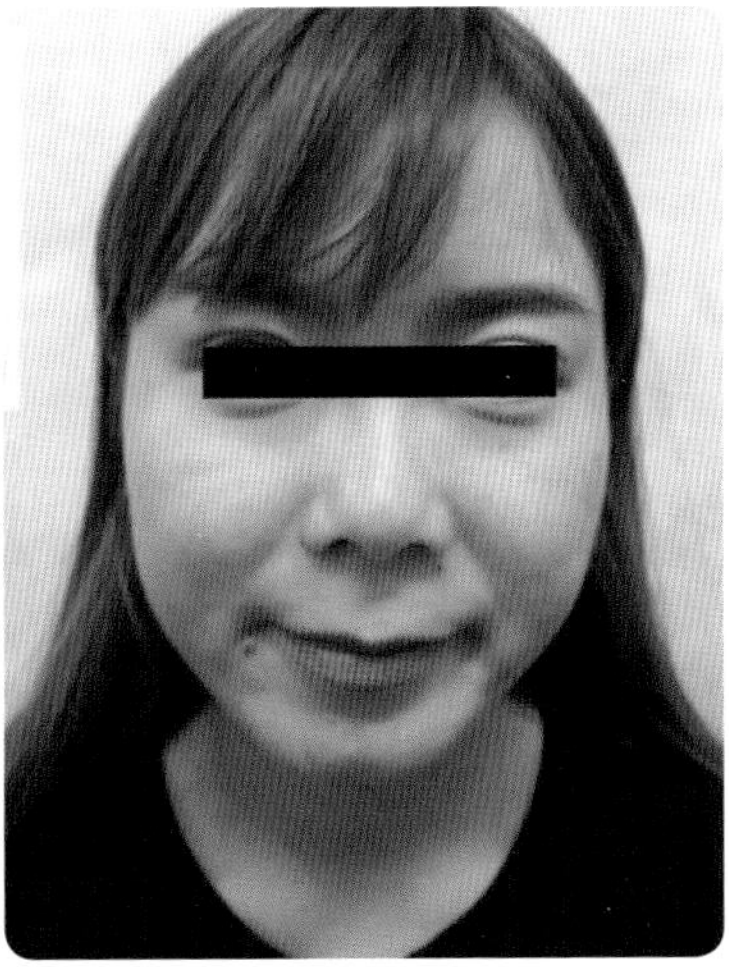

十分な保湿と適切なステロイド治療でかゆみゼロに。肌状態が落ち着き、念願の化粧もできるように！

アトピーの人の肌の保湿因子の特徴

皮脂膜	汗をかきにくい体質のため、形成されにくい
セラミド	遺伝子異常により、合成されづらい
天然保湿因子	フィラグリン遺伝子変異などにより生まれつき少ない

放っておいて、自然に保湿力が高まることはありえない！

22 熱を冷まして炎症、かゆみ、赤みもおさえる！

保湿には肌の冷却効果もある

肌がかゆいとき、患部が赤くなっていませんか？

それは、皮膚の中で炎症が起こっているから。逆にいえば、肌の炎症を鎮静化させれば、肌のかゆみも赤みもおさえることができます。

だから14ページでお伝えした、保冷剤や氷を当てる冷却法が効くのですが、これはあくまで応急処置。毎日の肌活向きなのは、ズバリ保湿です！

そう、実は**保湿には、肌を冷却する効果もある**のです。保湿で皮膚をうるおすことで、皮膚は内部にこもった熱を気化熱として外に逃がすことができ、炎症を鎮《しず》めることができます。


アトピー患者さんの肌は、炎症を起こして熱をもち、赤くなっています。たとえるなら、肌の内部が燃えている状態です。そこに保湿剤をたくさん送り込み、鎮火してあげることで炎症は軽減します。また、濡れた紙に火がつきにくいように、**うるおった肌は炎症を起こしにくい**ので、かゆみの予防にもつながります。朝晩の保湿だけでも十分ですが、さらに**携帯用の水スプレーを持ち歩いて軽く肌に吹きかけてもよい**でしょう。私は夏、化粧水を冷蔵庫で冷やして使っています。冷感が気持ちよく、かゆみもスッとひいてお勧めです。

たっぷりの保湿で炎症を鎮火させる

［アトピー性皮膚炎の人の肌イメージ］

カサカサ…

肌表面

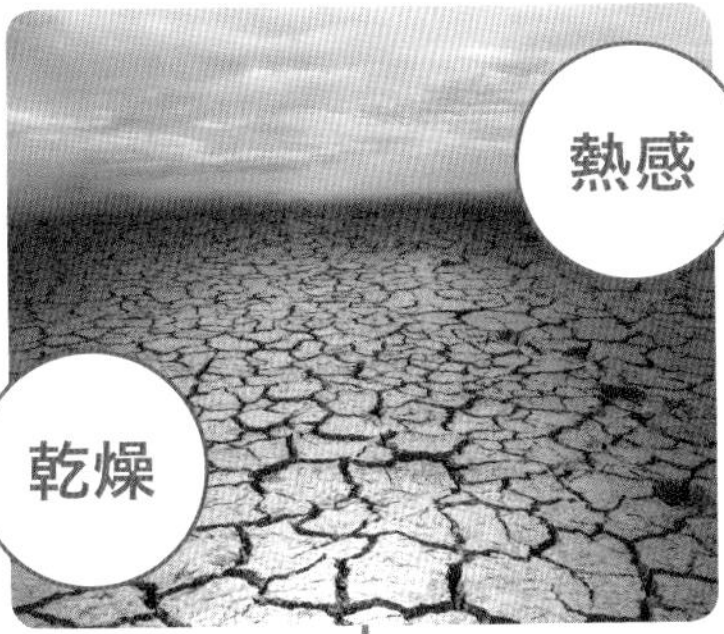

ボーッとほてる…

肌内部

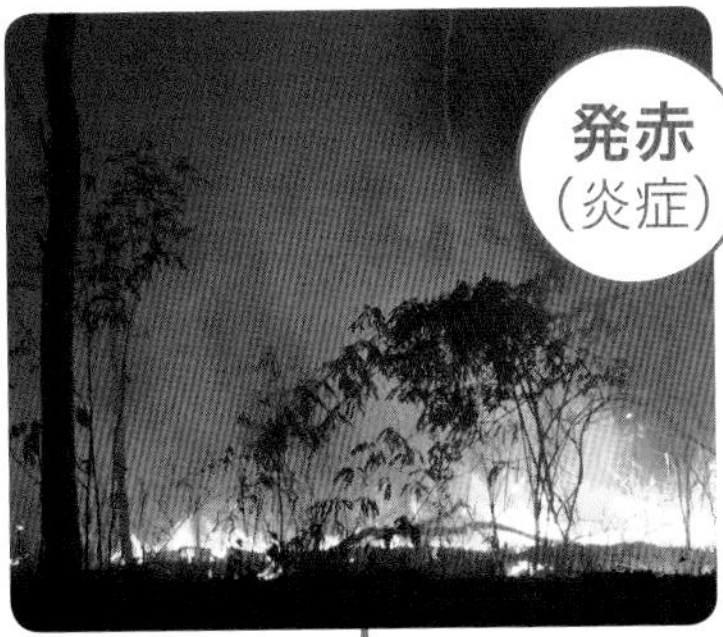

保湿

**炎症・かゆみの起きにくい
みずみずしいプルプルの肌に**

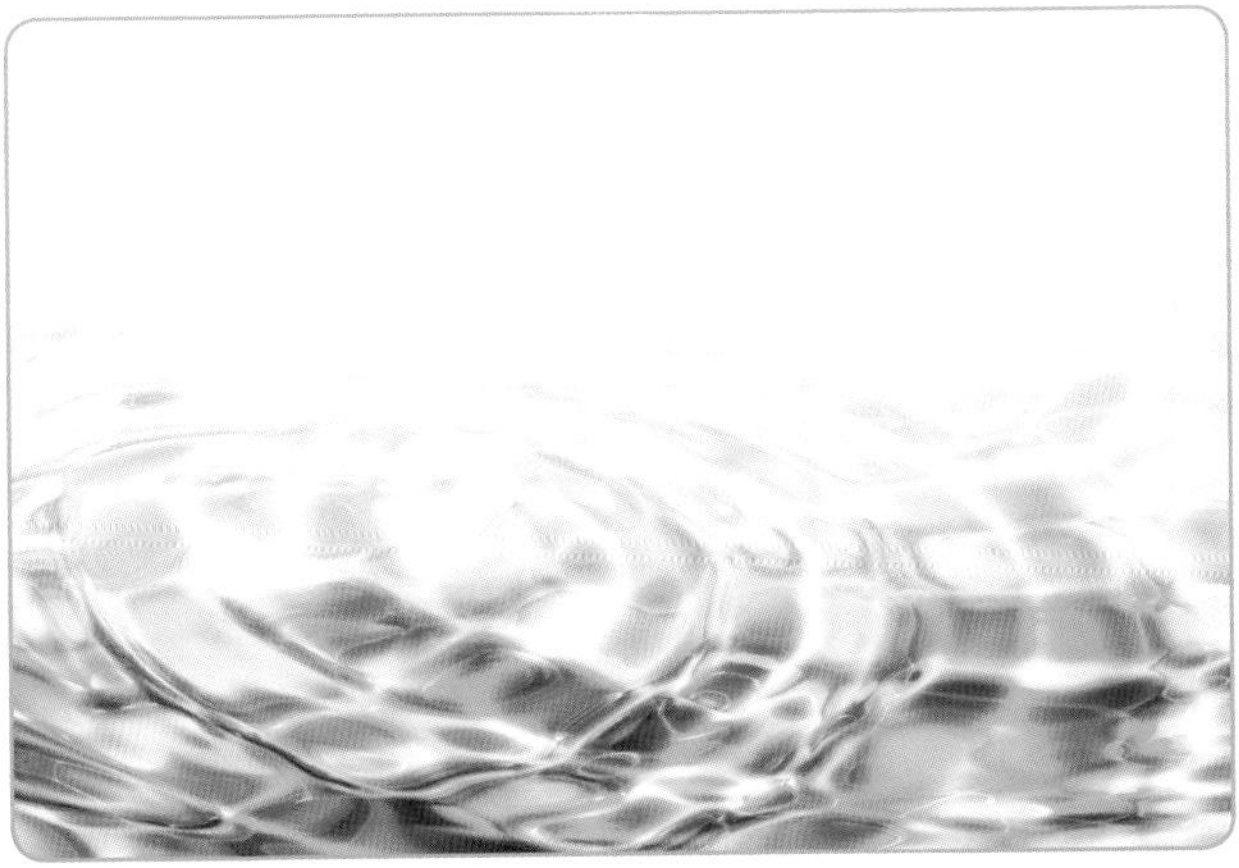

23
〝汗〟の肌にうれしい3つの役割

汗をかくのは、むしろ「いいこと」！

汗は肌にとって悪いものだと思っている方が多いかもしれませんが、**汗をかくこと自体は悪いことではありません。むしろ、汗には肌にとって大切な3つの役割があります。**

1つめは、保湿です。汗は肌のうるおいを保つ作用があります。2つめは、バリア機能です。汗は皮脂と混ざって皮脂膜となり、ウイルスやアレルゲンから皮膚を守ります。そして3つめは、肌の表面の汚れを流して、清潔にする働きです。

さらに、私たちがかく汗には、大きく分けて2種類あります。1つは、運動や入浴をしたときにかくサラサラとした汗です。この汗は、pH《ペーハー》（酸性度・アルカリ度を示す値。中性は7）が9以上あり、石けんに近い弱アルカリ性で洗浄能力にすぐれたいい汗です。成分は99％が水分で、残り1％に塩分、アンモニア、尿素、ミネラルが含まれ、**この汗自体がかゆみを引き起こすことはありません。**もう1つは、精神的なストレスからかく「冷や汗」や「あぶら汗」などの、ジットリした悪い汗です。ミネラル分が濃いので常在菌と結合して臭いを発し、また蒸発もしにくいため、体温調整しにくいという難点があります。

汗にはいい汗と悪い汗がある

いい汗の特徴

- 運動や入浴のときにかく汗
- サラサラしている
- 量が多く、弱アルカリ性
- 洗浄能力にすぐれている
- 99%が水分で、かゆみを引き起こすことはない

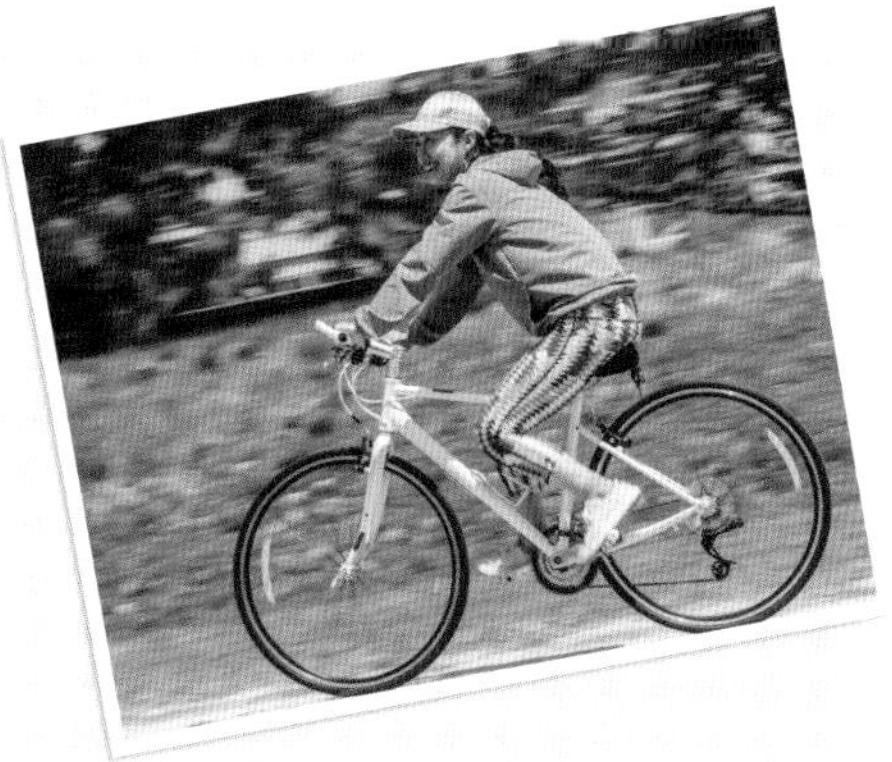

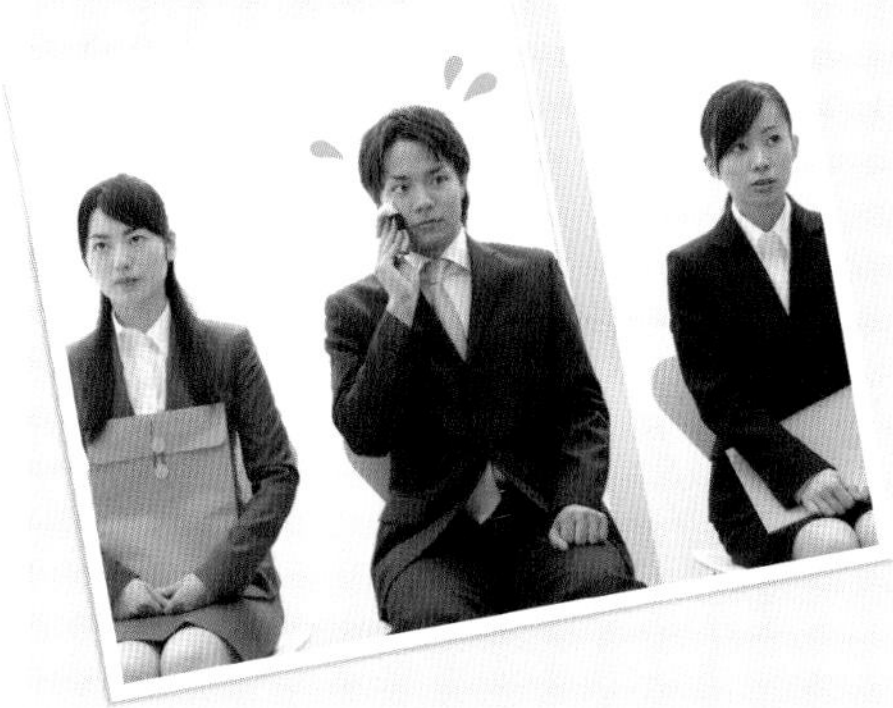

悪い汗の特徴

- 精神的ストレスを受けたときにかく汗
- ベタベタしている
- 量が少なく、弱酸性傾向
- 塩分、アンモニア、尿素などのミネラル分が多い
- 臭いが強い

いい汗が少なく、皮膚が十分に“冷却”
されないと、熱がこもったり乾燥したりして、
バリア機能がうまく機能せずに、
病原菌に対しても弱くなってしまいます

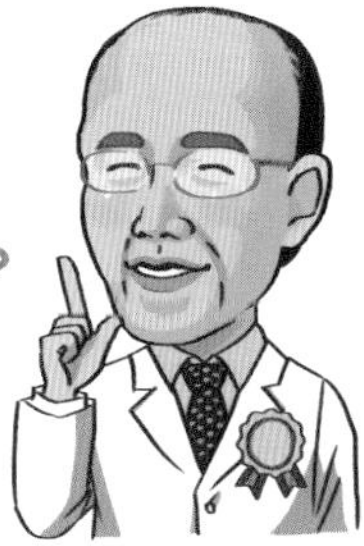

24 皮膚トラブルのある人ほど汗をかきなさい！

汗をかいて肌の新陳代謝をアップ

前項のとおり、いい汗には肌活と同じような効果が期待できるので、私は患者さんに適度に汗をかくことを勧めています。しかし、特にアトピーの患者さんは、汗で肌がかゆくなることを恐れて避けたり、自律神経の乱れで発汗機能自体が低下していたりするため、汗をかきにくいようです。

昔は、「汗はアトピー悪化の一因である」と言われていましたが、今では汗をかくことで皮膚の新陳代謝が上がり、さらに角質層の水分量を増やすこともわかっています。**むしろ汗をかかないと、アトピーの症状は悪化してしまうのです！**

ただし、汗をかいたあと、そのまま夜まで放置するのはよくありません。肌は基本的に弱酸性。弱アルカリ性の汗を長時間放置すれば、肌の健康を維持する細菌叢《そう》（皮膚フローラ）がくずれ、悪い菌が繁殖する原因になります。

汗をかいたら早めにシャワーを浴びたり、かゆくなりやすい部分を水洗いしたり、濡らしたタオルでそっとふき取りましょう。外出先では携帯用の汗ふきシートが便利です。肌が敏感な方やアルコールに弱い方は、刺激の少ないアルコールフリーのものを選ぶとよいでしょう。

汗はかいたらすぐに洗い流す

シャワーを浴びる

汗をかいたあとは、シャワーで全身の汗を流すのが最も効果的。洗浄剤は必ずしも使う必要はない

部分的に洗い流す

シャワーを浴びることができない場合は、顔や首、ひじの内側など、かゆみが出やすい部分だけでもサッと水で洗い流すといい

汗をふき取る

水に濡らして絞ったタオルや、市販の汗ふきシートで汗をふき取るだけでもOK。ゴシゴシこすらず、そっと肌を押さえるようにふく

肌を清潔にしたら、そのあと必ず保湿するのを忘れずに！

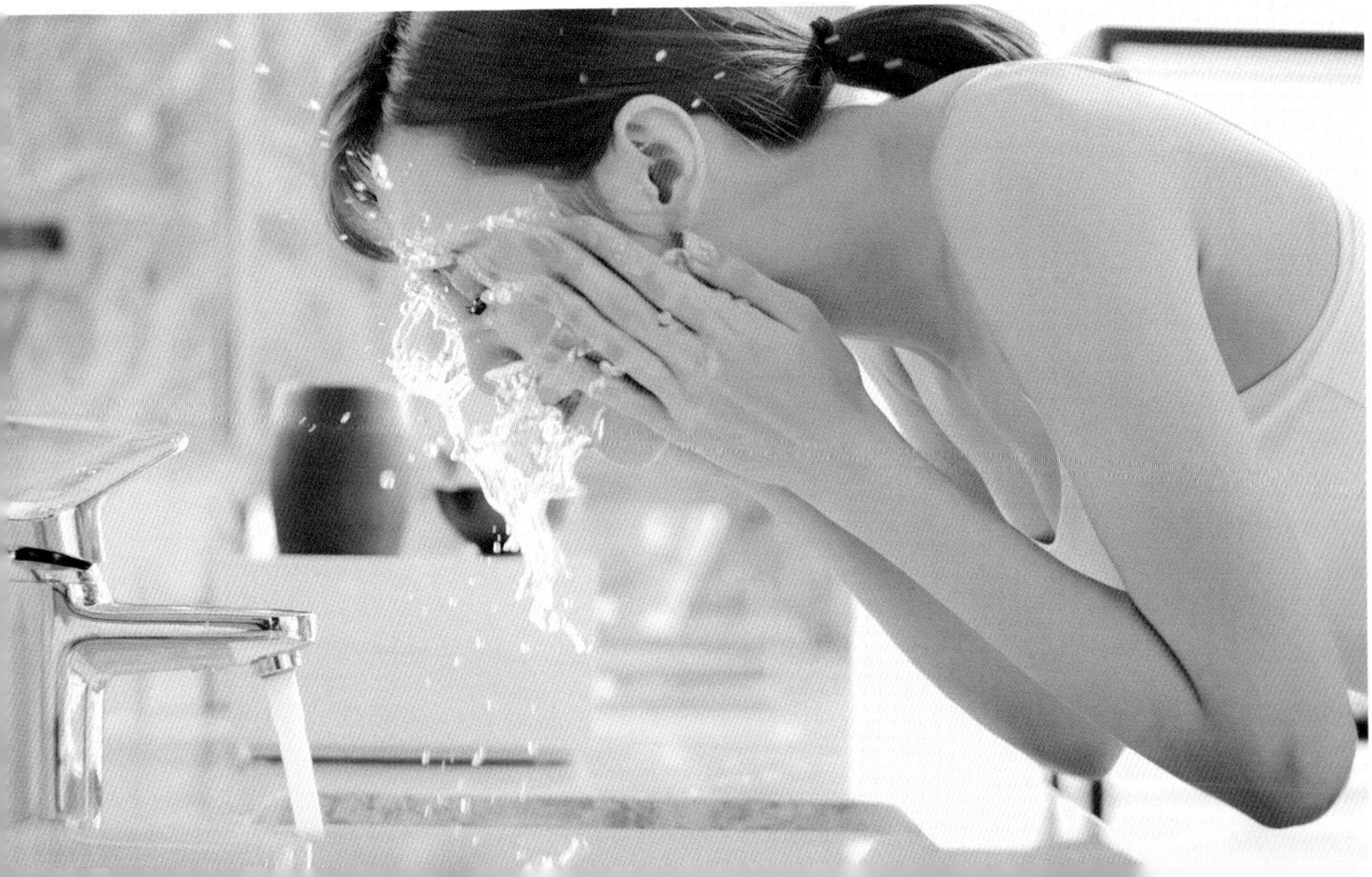

25 長風呂が、バリア機能とうるおいを奪う!?

「ぬるめのお湯でカラスの行水」が理想！

お風呂上がりに、体の乾燥を感じる方は多いと思います。お湯（水分）につかったのになぜ？と思うでしょう。それは、湯船に長時間つかると、肌の保湿・バリア機能を担っている天然保湿因子（45ページ参照）が体から流出してしまうからです。

角質細胞の中にある天然保湿因子は、主成分がアミノ酸です。水に溶けやすい性質があるため、長風呂やシャワーを一日に何度も浴びると、体から流れ出てしまいます。天然保湿因子が流出した肌は、当然乾燥しますから、かゆみや炎症を起こしやすいのです。湯船につかるのはいいことですが、**長くても10分まで。カラスの行水といわれるぐらい、パパッとすませるのがいいでしょう。**

また、**湯船のお湯は少しぬるめの38〜40℃**に設定しましょう。42℃を超えると、天然保湿因子のほか、皮脂やセラミドまでお湯に流出して、より肌がガサガサになってしまいます。

また、熱いお湯は、皮膚の血管を拡張させるので、血管のまわりの神経が刺激されて、体じゅうがかゆくなります。そこでかいてしまうと、さらにかゆみが増幅する悪循環に。「肌活」のために、長風呂と熱いお湯は絶対に避けてください。

入浴後は肌が乾燥しやすい

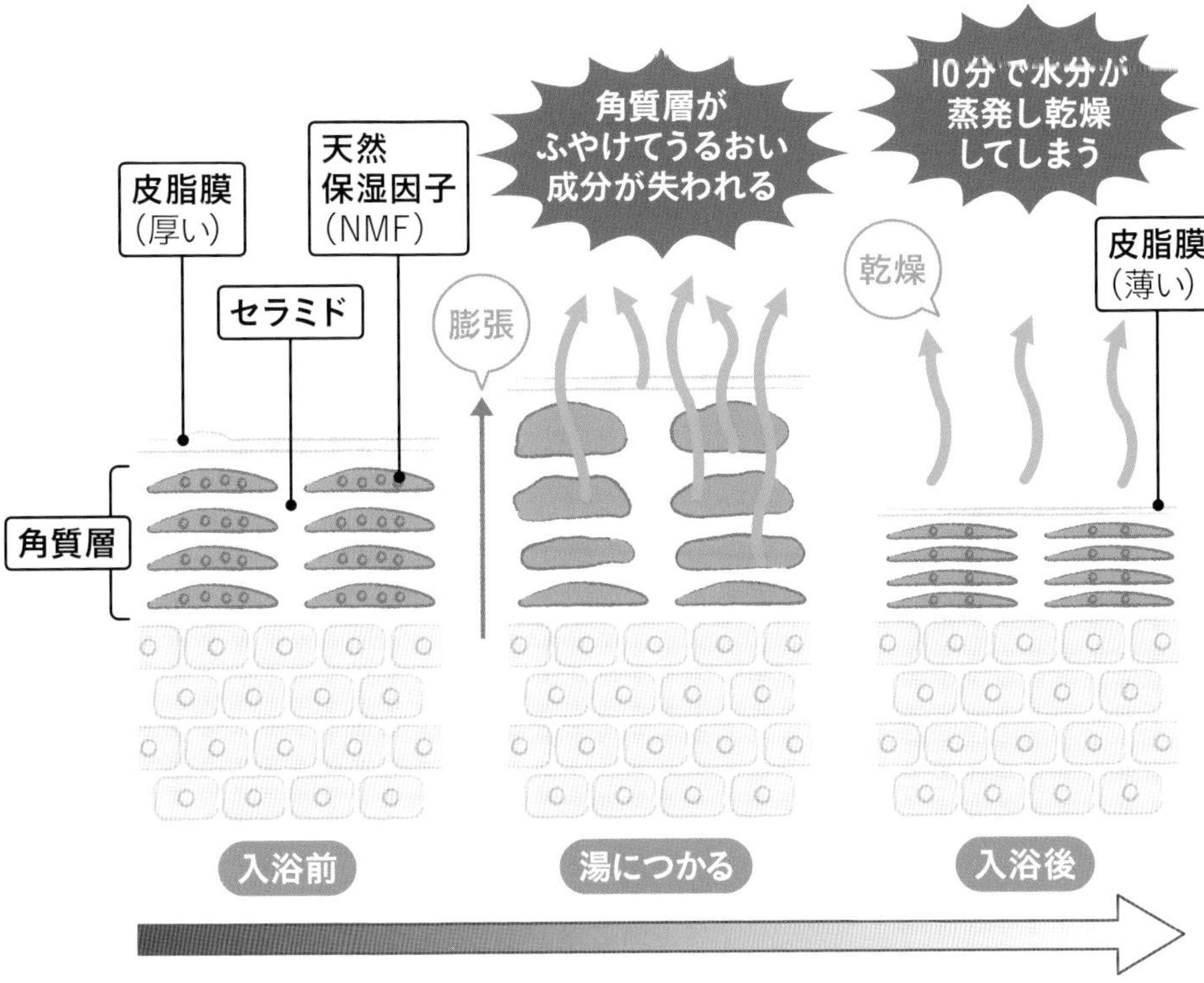

入浴時のポイント

温度 **湯船の温度は38～40℃**

時間 **湯船につかるのは10分以内**

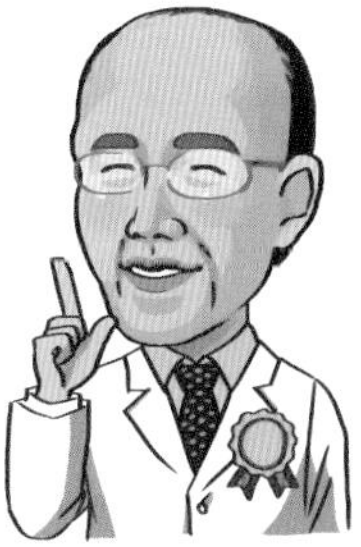

熱いお湯や長時間の入浴は、かゆみを
引き起こすため、銭湯や温泉には注意が必要！

26

ボディソープは一日何回までOK？

基本は一日1回！「お湯のみ洗い」なら何回でもOK

多くの人は体を洗うとき、石けんやボディソープなどの洗浄剤を使っていると思います。しかし、体のほとんどの汚れは、お湯だけで除去できるため、洗浄剤の使用は一日1回に留めてください。なぜなら、洗浄剤で何度も体を洗うと、皮脂膜が失われて角質層がむきだしになり、皮膚にダメージを与えることになるからです。

また、洗浄剤の使いすぎは、皮膚の常在菌バランスをくずす原因になります。腸内には「善玉菌」や「悪玉菌」といった多種多様な細菌が、花畑のように種類ごとにまとまりながら存在しています（腸内フローラ）。皮膚にも同じように**皮膚フローラ**があり、善玉菌と悪玉菌の両方が一定の割合ずつ存在することで、皮膚の健康を保っています。ところが、**洗浄剤を使いすぎると菌の全体量がガクンと減り、さらには、アルカリ性の石けんでは弱酸性の肌を弱アルカリ性に傾かせます。**悪玉菌はアルカリ性の環境を好むため、菌の全体量が減ったうえに悪玉菌だけが増えて、皮膚フローラのバランスは大きくくずれます。乾燥はもちろん、かゆみ、あせも、体臭など、肌トラブルの原因になるため、洗浄剤の使いすぎはやめましょう。

洗浄剤の使いすぎは肌トラブルの元になる

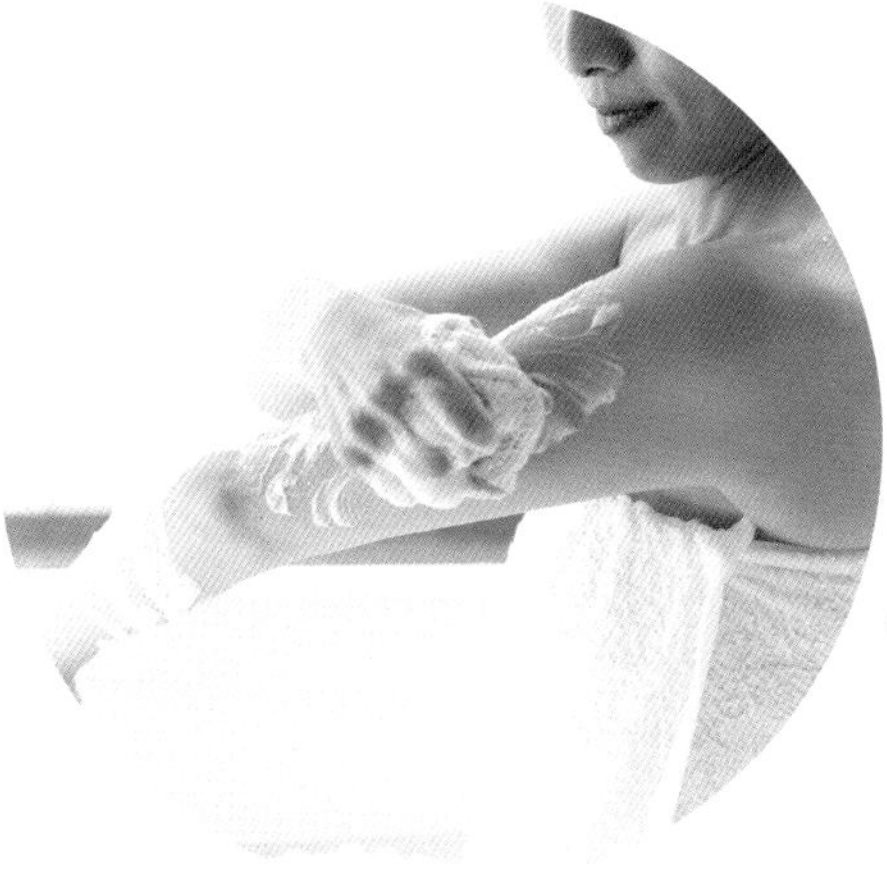

・皮脂膜が失われる
・皮膚の常在菌が減る
・皮膚の悪玉菌のみ増える

↓

乾燥　**かゆみ**　**あせも**　**体臭**

洗浄剤選びのポイント

成分がシンプルなもの

着色料や香料などの、洗浄に直接関係ない成分が極力入っていないものを選ぶ。お風呂上がりに保湿剤で保湿するので、**保湿成分は洗浄剤にはあまり必要ない**

泡立ち、泡切れのいいもの

種類は、固形石けん、液体ボディソープ、泡ボディソープなどどれでもOK。肌への摩擦を減らし、汚れを吸着させるために泡立ちのいいものを。すすぎ残しのないよう泡切れのいいものを選ぶ

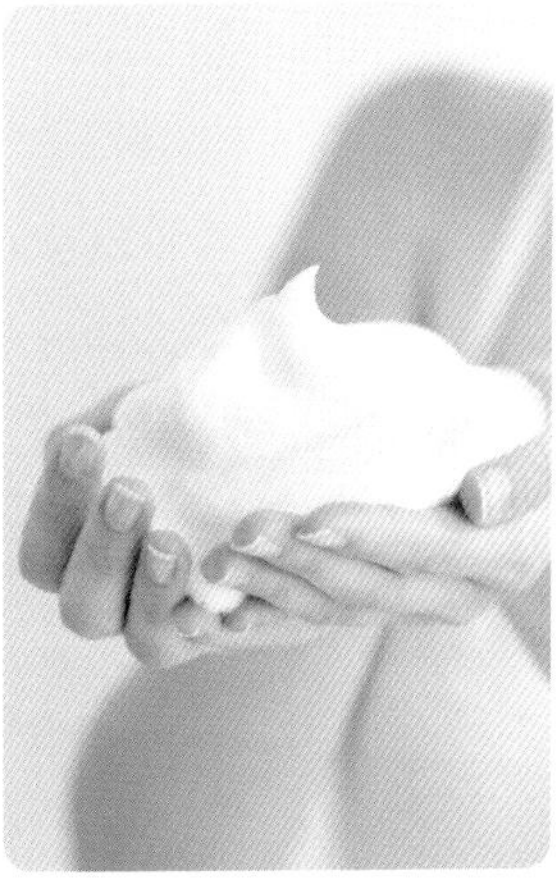

石けん

3種のなかで洗浄力が最も高く、仕事で油を扱う人など汚れをしっかり落としたい人向き

液体ソープ

洗浄力は石けんと泡ボディソープの中間。使い勝手、洗浄力ともに欲しい人向き

泡ソープ

洗浄力は低めだが、泡立ち・泡切れがよく、肌への摩擦も少ない。多忙な人や泡立てが苦手な子ども向き

27 ナイロンタオルでゴシゴシは、危険がいっぱい

やさしく肌を洗うなら手が一番

体を洗うときに、ナイロンタオルを愛用している方は、男性や高齢者に多いようです。使う理由を聞くと、「体の汚れがしっかり落ちている感じがする」「ゴシゴシ洗うと、スッキリして気持ちいい」という答えが返ってきます。

しかし、ナイロンタオルで体を洗うのは絶対にやってはいけません！　**ナイロンタオルで肌をこすると、体の汚れどころか、肌の保湿に必要な3つの成分「皮脂」「セラミド」「天然保湿因子」のすべてがごっそりと洗い流され、さらには色素沈着の原因**にもなってしまうからです（摩擦黒皮症《まさつこくひしょう》）。

ナイロンタオルは、肌活に最も適さない素材といっても過言ではありません。**ボディブラシや、軽石、ヘチマも同様、肌には最悪**です。

昔流行したアカスリエステにいたっては、保湿成分だけでなく、角質層もろとも取り去るため、決してお勧めできません。角質層がなくなった肌は、ミイラと一緒。復活は至難《しなん》の業《わざ》です。

では、洗浄剤は何につけて洗えばよいか。それは手です。よく泡立てた洗浄剤を手に取り、そのまま体をやさしくなでるだけで汚れは落ちます。力を入れず、こすらず洗うのがポイントです。

肌の正しい洗い方

1 洗浄剤を泡立てる

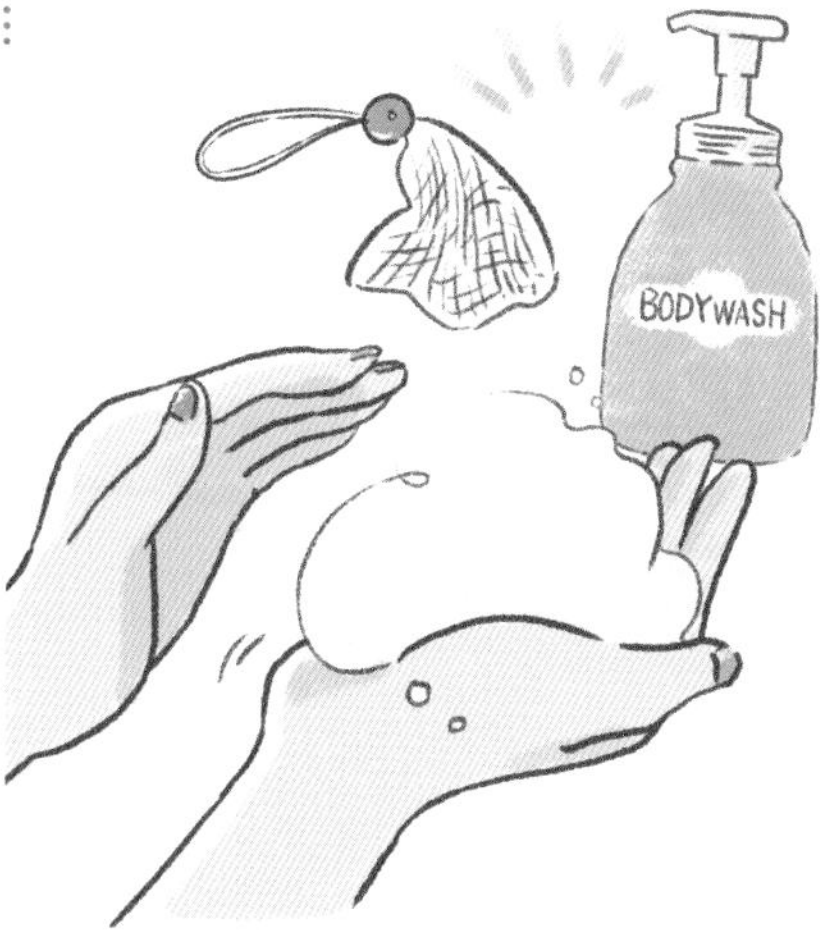

泡立てるためだけに
ナイロンタオルを
使うならOK！

洗髪をしてから体を洗う

シャンプーやトリートメント、コンディショナーなどが背中などの肌に残るのを防ぐため、**先に頭を洗ってから**体を洗おう

2 泡を手に取り、肌をなでるように洗う

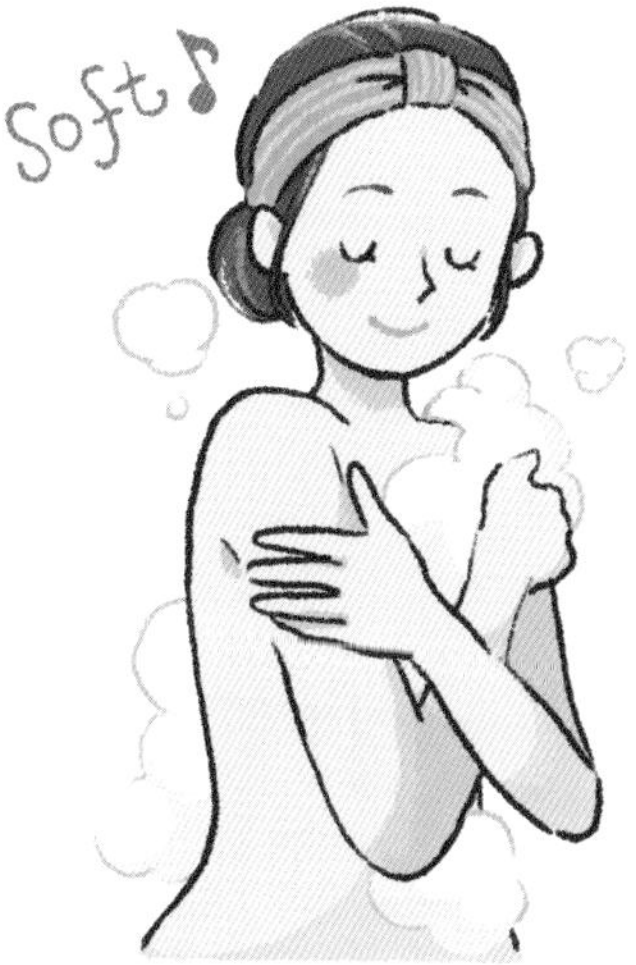

こすらずに
洗うのがポイント

日本手ぬぐいを使ってもOK

背中の手が届かない部分には、日本手ぬぐいを使用。タオルよりも目が細かいため、肌を傷めにくい

28 清潔すぎる生活は皮膚の悪玉菌を増やす!?

皮膚フローラの乱れはアトピー誘発の一因

さまざまな研究により、皮膚フローラ（62ページ参照）の乱れが、アトピー性皮膚炎を誘発する一因となっていることがわかってきました。

アトピー性皮膚炎の患者さんの皮膚では、本来いるはずの常在菌の種類が著しく少なく、さらに、存在している常在菌の半数以上が、悪玉菌とよばれる黄色ブドウ球菌でした。

黄色ブドウ球菌が出す毒素は、ヒスタミンを放出するマスト細胞を過剰に刺激して、アレルギー反応やかゆみを引き起こす原因になります。つまり、黄色ブドウ球菌が増えれば増えるほど、肌のかゆみは増大してしまうのです。

このようなことから、近年のアトピー性皮膚炎の増加は、現代日本の極端な清潔志向が背景にあるのではないか、とも指摘されています。

肌の洗いすぎが、皮膚フローラのバランスをくずし、アトピー性皮膚炎になりやすい状況をつくり出しているのです。

「**洗いすぎない**」「**洗浄剤を使いすぎない**」「**こすらない**」。この3つを守ることで、皮膚フローラのバランスを整え、ダメージに負けない強くて健康な肌を維持していきましょう。

肌の健康に深くかかわる皮膚常在菌

皮膚表面には 30 種類以上、1 兆個以上の常在菌が付着している。菌そのものが直接皮膚に作用するのではなく、**菌が皮脂や汗などを分解・代謝してできた物質が皮膚にさまざまな影響を与える**

善玉菌

㊎ 表皮ブドウ球菌

皮膚表面や毛穴に生息。皮膚にうるおいを与え、乾燥を防ぎ、外部の刺激から肌を守る。弱酸性の環境下を好む

日和見菌

㊎ アクネ桿菌《かんきん》

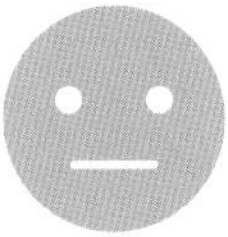

毛穴や皮脂腺に生息。普段は善玉菌の働きをするが、肌荒れなど皮膚上の環境が変化すると脂肪分の多い場所に定着し、毛穴の中で増殖してニキビをつくる

悪玉菌

㊎ 黄色ブドウ球菌

皮膚表面や毛穴に生息。かゆみや肌荒れ、アトピー性皮膚炎の原因としても挙げられている。アルカリ性の環境下を好む

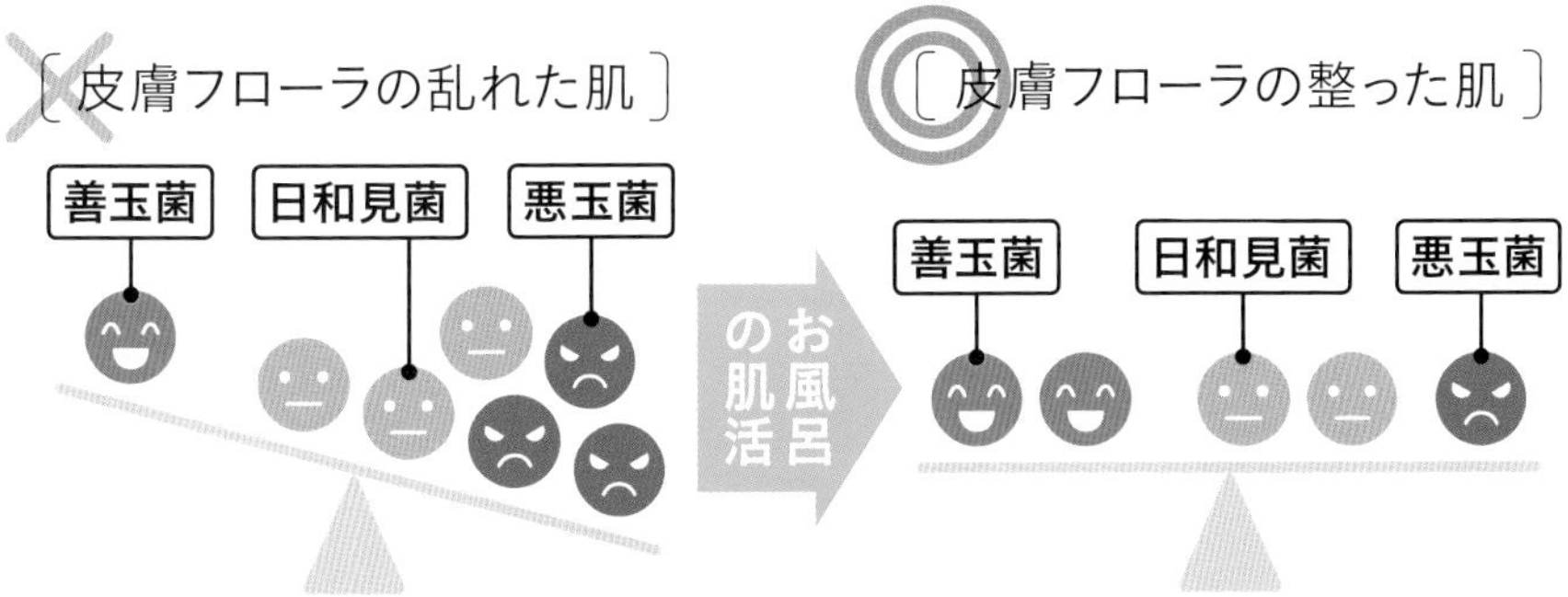

善玉菌 100％の状態が理想と思われがちだが、特定の菌ばかり増えるのは皮膚フローラの多様性がくずれた異常な状態。
毎日の「肌活」で、**①善玉菌を増やし、②悪玉菌の活動を抑え、③日和見菌の助けを受ける**肌環境＝「皮膚フローラの整った肌」を手に入れよう！

29 決め手は保湿と清潔のバランス

1つだけ過剰にやっても「肌活」にならない

「保湿」「冷却」「清潔」の、3つの「肌活」を紹介しましたが、どれか1つだけに力を入れたり、まったくやらないものがあったりしてはいけません。**「1分肌活」で大事なのは、バランスです。**

汗をかいたら、なるべく早めに汗を洗い流すことをお勧めしました。すると肌は清潔になりますが、そのまま放置すれば、肌内部の水分が蒸散して、皮膚はどんどん乾燥してしまいます。

つまり清潔と保湿は、真逆の行為なのです。しかし、これらをバランスよく取り入れることが、「肌活」成功への道です。**「保湿剤はたっぷり塗るけれど、顔はいつも水洗いだけ」**とか、**「体は念入りに洗うけれど、保湿剤はたまにしか塗らない」というようなアンバランスな「肌活」では、いつまでたっても肌が強くなることはありません。**

保湿と清潔のバランスを取りながら、冷却も組み合わせてこそ、理想の肌に近づきます。

今ある肌トラブルを改善し、将来の肌トラブルをも予防する。さらには、シミやシワ、くすみを防いで、美しい肌へと導いてくれる「1分肌活」。毎日コツコツ積み重ねることで、あなたの肌は確実に、何倍も輝くことでしょう。

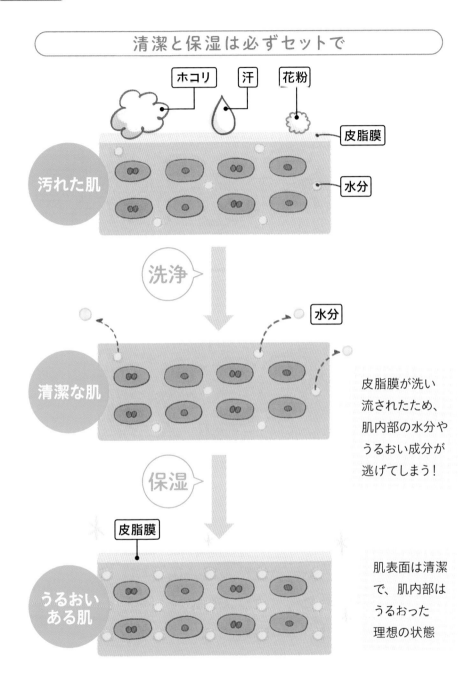

清潔と保湿は必ずセットで

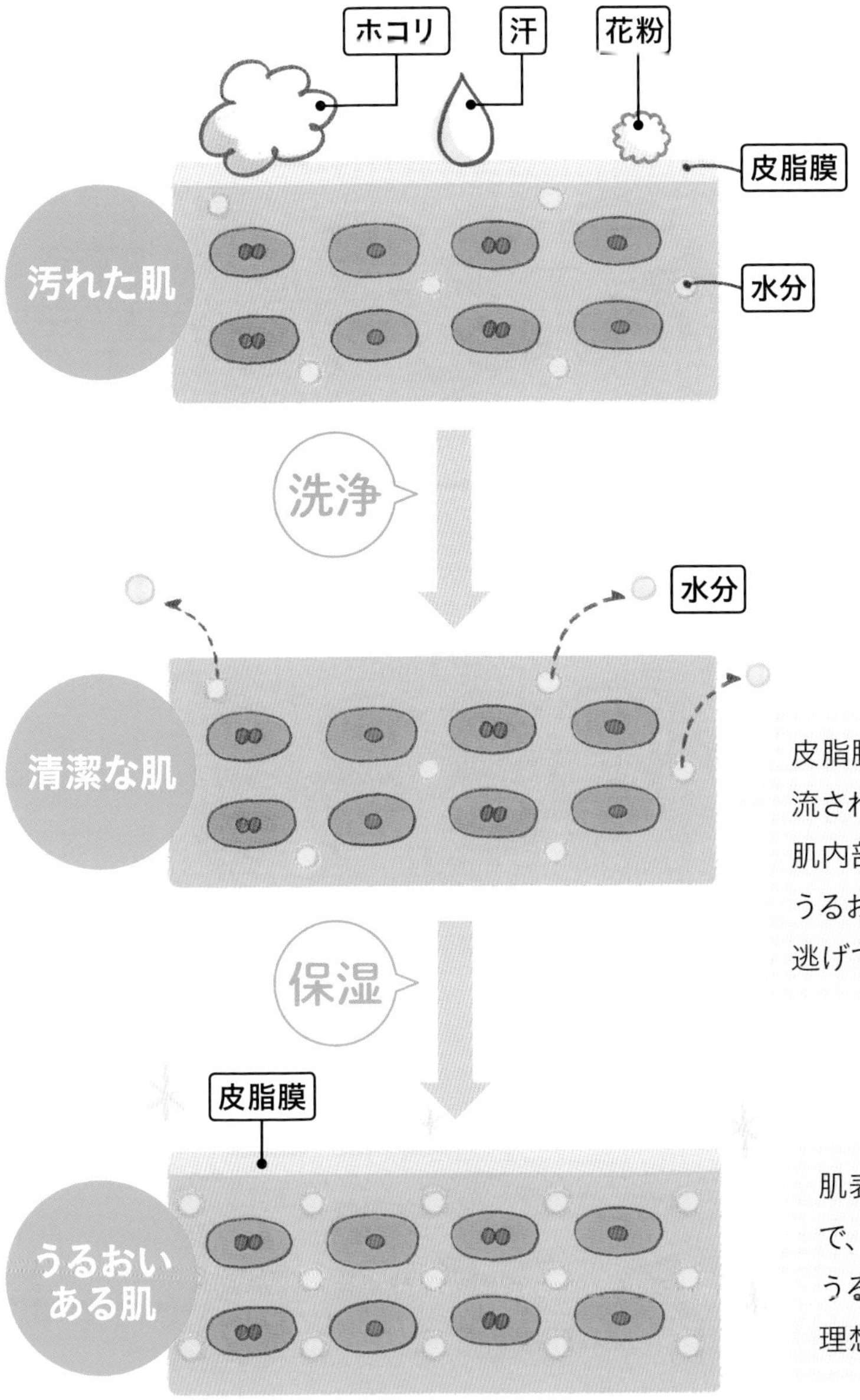

皮脂膜が洗い流されたため、肌内部の水分やうるおい成分が逃げてしまう！

肌表面は清潔で、肌内部はうるおった理想の状態

30 コラーゲンは、食べるか、塗るか？どっちがいい？

塗るべき成分を食べても、効果はほぼない！

コラーゲンやヒアルロン酸入りなどと、「美肌効果」をうたったサプリメントが、市場にたくさん出まわっています。しかし、これらを飲んだからといって、これがすべて皮膚に到達して、皮膚に使われるとは、到底考えられません！

たとえば、口から摂取したコラーゲンは、体内で何種類ものアミノ酸に分解され、骨や筋肉などの体をつくる材料になります。一部は皮膚の材料にもなるでしょうが、それによって期待どおりのコラーゲンが生成されるかまではわかりません。

コラーゲンはタンパク質の一種なので、高価なサプリメントを摂るくらいなら、**食事で肉や魚、大豆製品などを適量食べるほうが、より多くのアミノ酸を効率よく摂取できます。**

「肌活」で大事なのは、「皮膚に栄養素を届けること」です。一日に必要な、タンパク質・脂質・炭水化物・ビタミン・ミネラルの体をつくったり体の調子を整えるための五大栄養素は食事から摂ること。そして、セラミドやコラーゲン、ヒアルロン酸など肌のうるおいに必要な特別な成分は、食品や飲み物、サプリメントではなく、保湿剤や化粧品として直接肌に塗って届けましょう。

美肌成分を口から入れても効果は薄い！

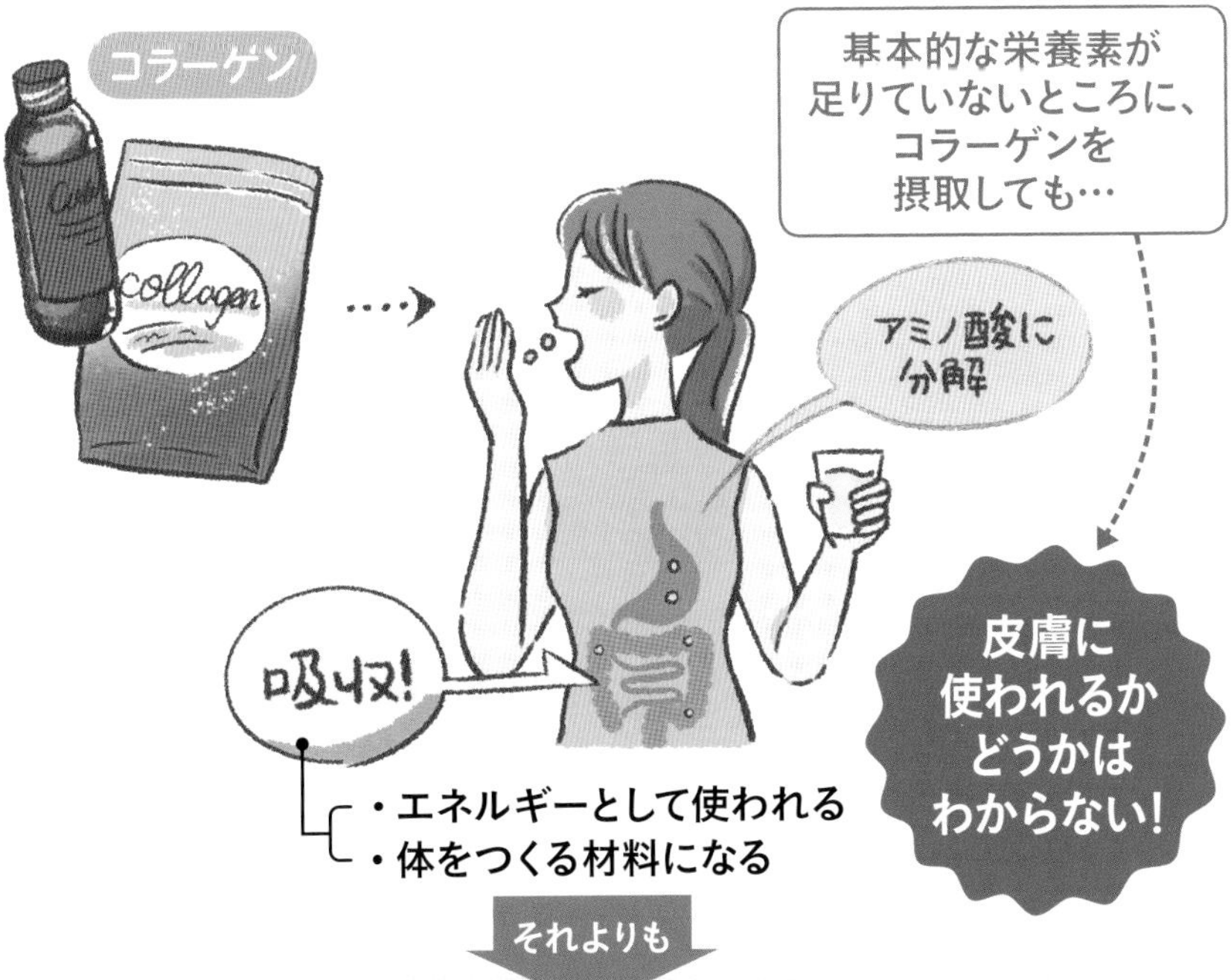
コラーゲン
Collagen
基本的な栄養素が
足りていないところに、
コラーゲンを
摂取しても…
アミノ酸に
分解
吸収！
・エネルギーとして使われる
・体をつくる材料になる
皮膚に
使われるか
どうかは
わからない！
それよりも

一日に必要なタンパク質を
毎日きちんと食事で摂取したうえで

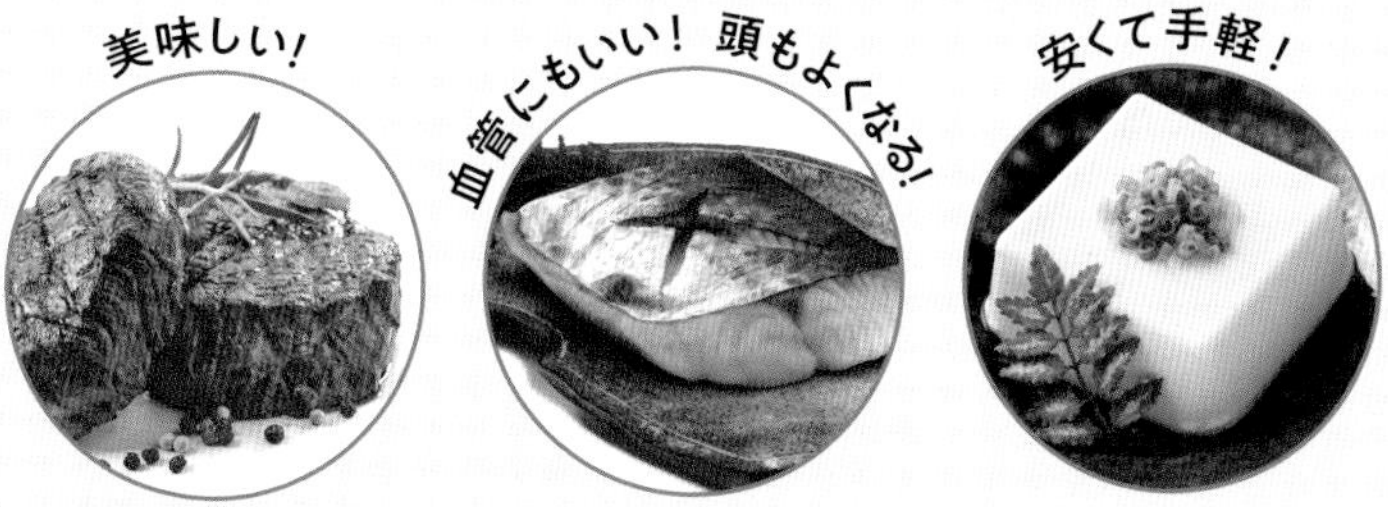

コラーゲン、セラミド、ヒアルロン酸は、
直接肌に塗るほうが効果がある!!

31 油を変えて健康な皮膚をつくる！

オメガ3系・9系脂肪酸を意識して摂取するといい

「食べる肌活」にはバランスのよい食事が基本とお話ししましたが、強い肌を目指すためには、特に**「脂質」の摂り方に注意が必要**です。

脂質にはさまざまな種類がありますが、「肌活」にお勧めなのは、アレルギーや炎症をおさえる作用のある「オメガ3系脂肪酸」です。エゴマ油やアマニ油、イワシやサバ、サンマなどの青魚に多く含まれます。毎日小さじ1杯のエゴマ油やアマニ油をサラダやおかずにかけて食べ、週に3～4回は意識して魚を取るよう心がけましょう。

また、**活性酸素除去作用がある「オメガ9系脂肪酸」を多く含むオリーブ油もお勧めです。不足すると皮脂などが酸化した過酸化脂質が増えて、肌荒れや乾燥を引き起こし、かゆみにつながります。**加熱に強い油のため、炒め物や揚げ物などには、積極的にオリーブ油を使いましょう。

一方、気をつけたいのが「オメガ6系脂肪酸」です。大豆油、コーン油などに多く含まれ、取りすぎると、皮膚のアレルギー性炎症が悪化するおそれがあります。**「オメガ6系脂肪酸」の代表であるリノール酸が多く含まれる菓子やパン、カップ麺《めん》、加工食品の取りすぎにも注意**してください。

良質な油を食事に取り入れよう！

オメガ3系脂肪酸

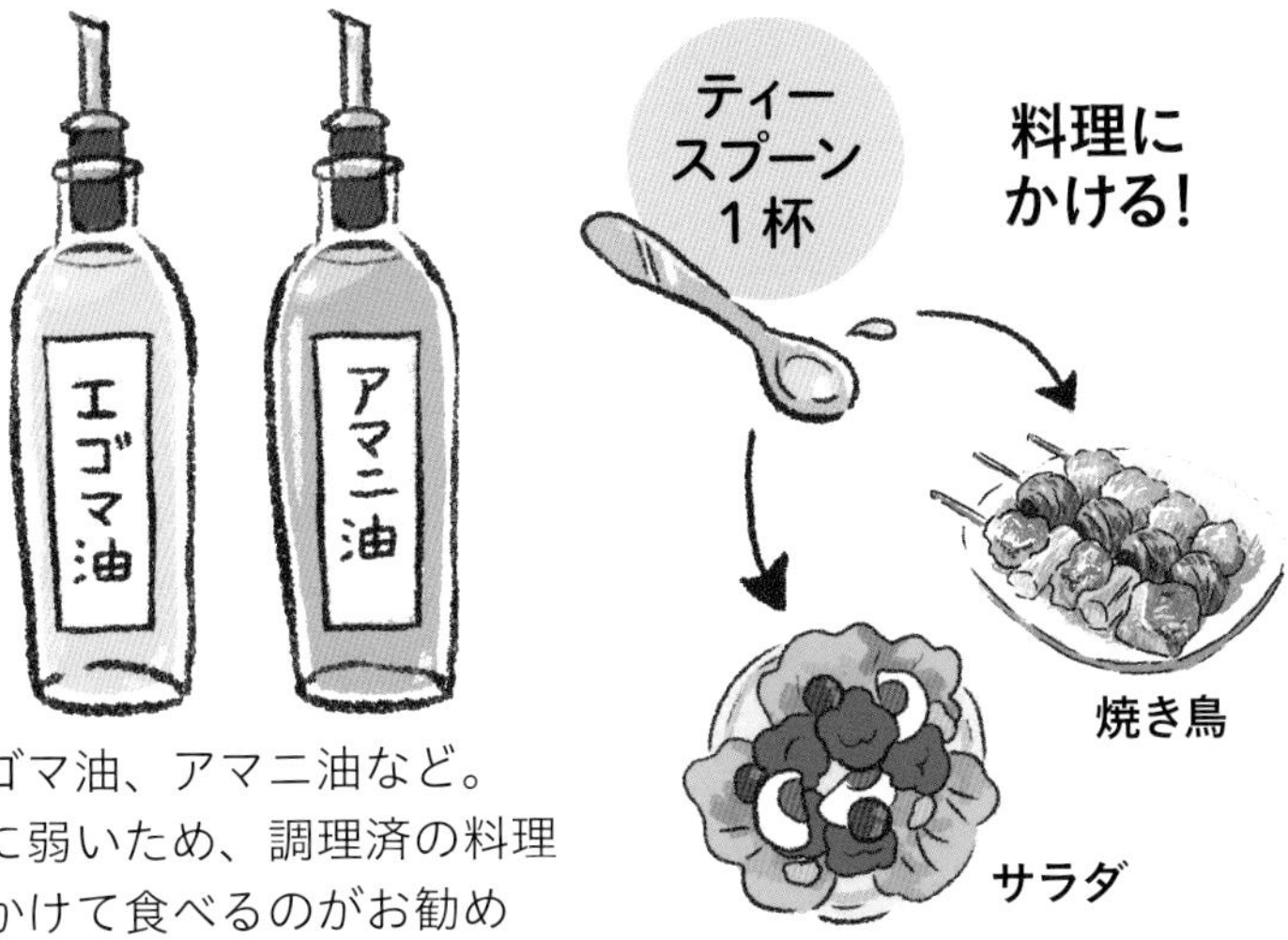

エゴマ油、アマニ油など。
熱に弱いため、調理済の料理にかけて食べるのがお勧め

オメガ9系脂肪酸

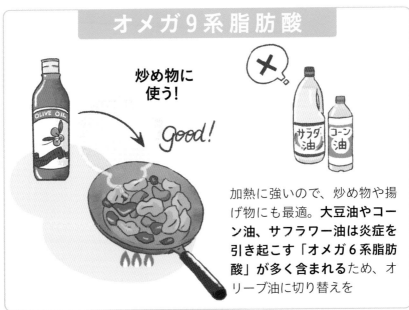

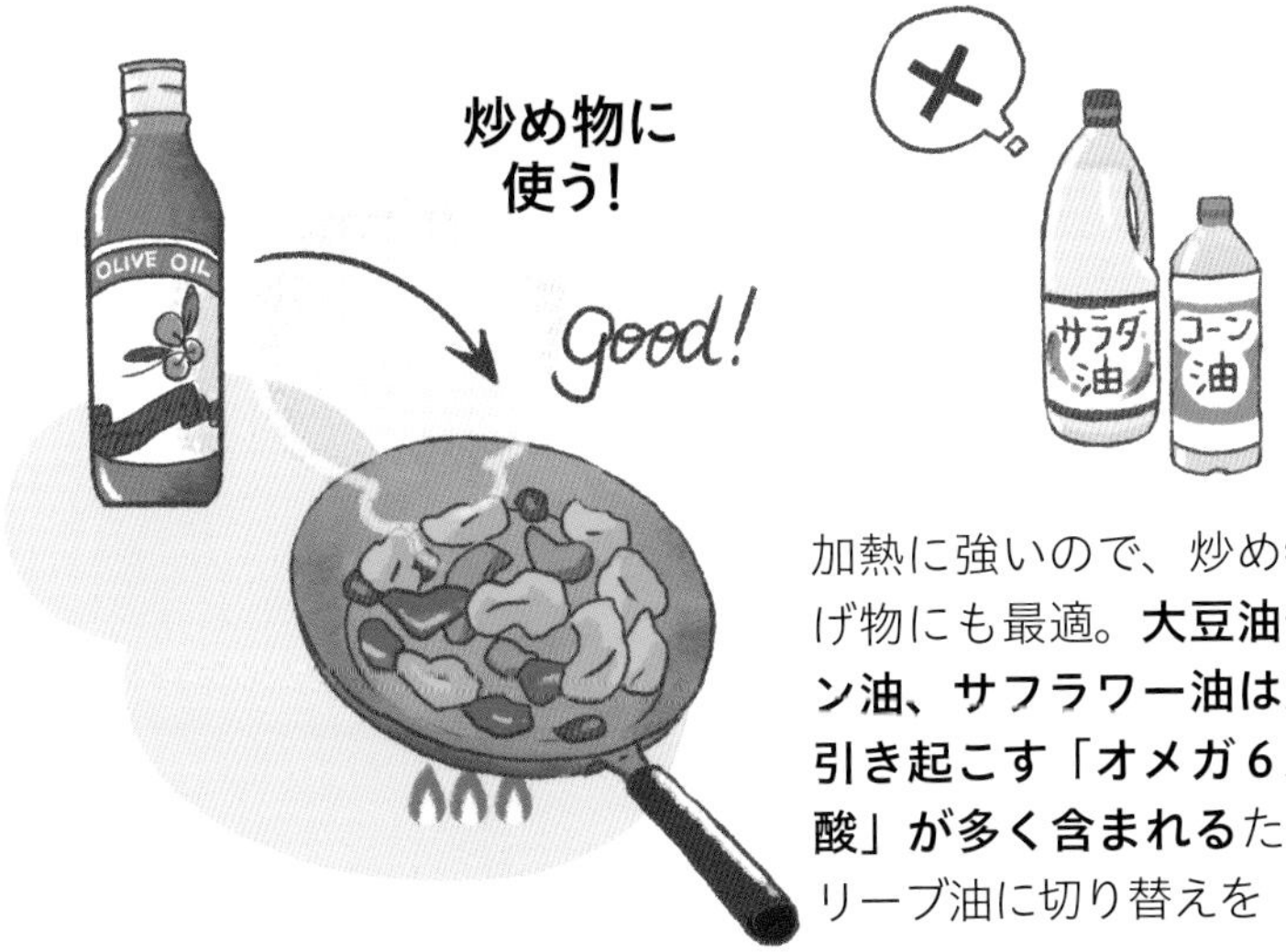
OLIVE OIL
炒め物に使う！
Good!
×
サラダ油
コーン油

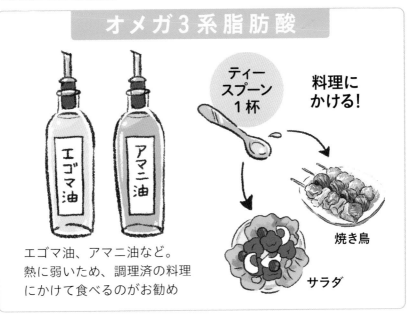

加熱に強いので、炒め物や揚げ物にも最適。**大豆油やコーン油、サフラワー油は炎症を引き起こす「オメガ6系脂肪酸」が多く含まれる**ため、オリーブ油に切り替えを

32 カラフルなビタミン飯でトラブルに強い肌に変わる！

肌にいいのはビタミンABCE！

たいていのビタミンは体内で産生できないため、食べ物から摂取する必要があります。特に「肌活」に重要なのは、ビタミンA、C、EとB群です。

ビタミンAには、動物性食品に含まれる「レチノール」と、緑黄色野菜に含まれる「ベータカロテン」があります。前者はレバーや卵、後者はホウレンソウやニンジン、カボチャなどに多く含まれます。「ベータカロテン」には、角質層の水分量の低下抑制や、皮膚の炎症細胞の増加抑制に効果があることがマウス実験でわかっており、アトピー性皮膚炎の改善に期待されています。

ビタミンCとEには、強力な抗酸化作用があります。ビタミンCは果物や野菜に、ビタミンEはナッツやウナギ、アボカドなどに多く含まれます。

ビタミンB群のなかで「肌活」に特に有効なのは、ビタミンB_2とB_6です。ビタミンB_2は、皮膚の毛細血管を強くして、血液の循環をよくする働きがあり、ピーナッツやレバー、牛乳、卵などに多く含まれます。ビタミンB_6はホルモンバランスを整えます。不足すると、湿疹や脂漏性《しろうせい》皮膚炎、口角炎などの原因にも。肉や魚介類、特にマグロの赤身に豊富に含まれる栄養素です。

肌にいいビタミンが豊富に摂れるメニュー例

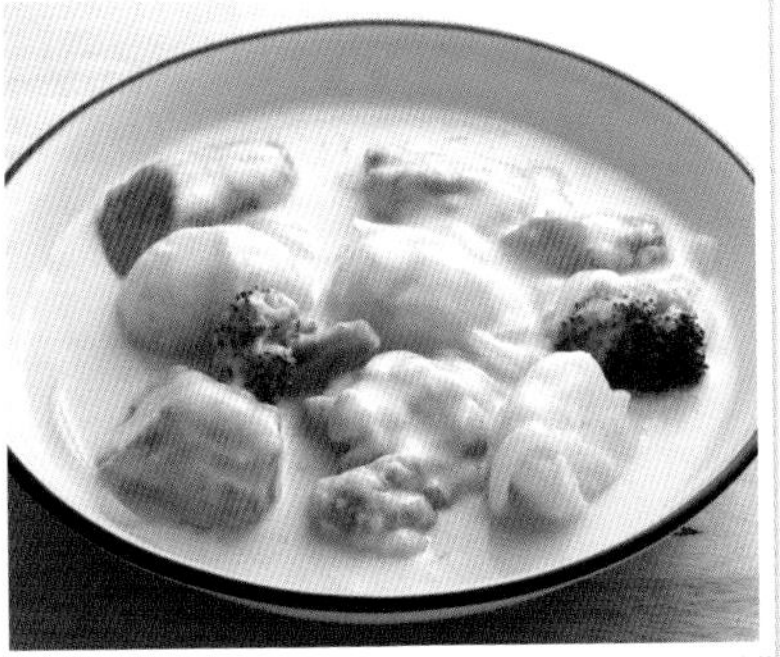

緑黄色野菜たっぷりシチュー

ニンジン	V.A
カボチャ	V.A V.E
ブロッコリー	V.C
牛乳	$V.B_2$

マグロアボカド丼

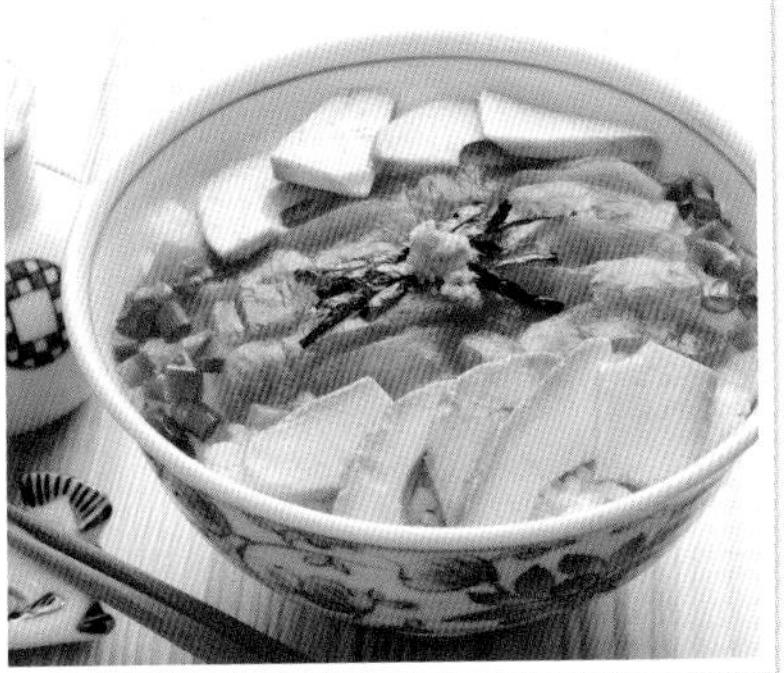

アボカド	V.E
マグロ	$V.B_6$
ヤマイモ	V.C

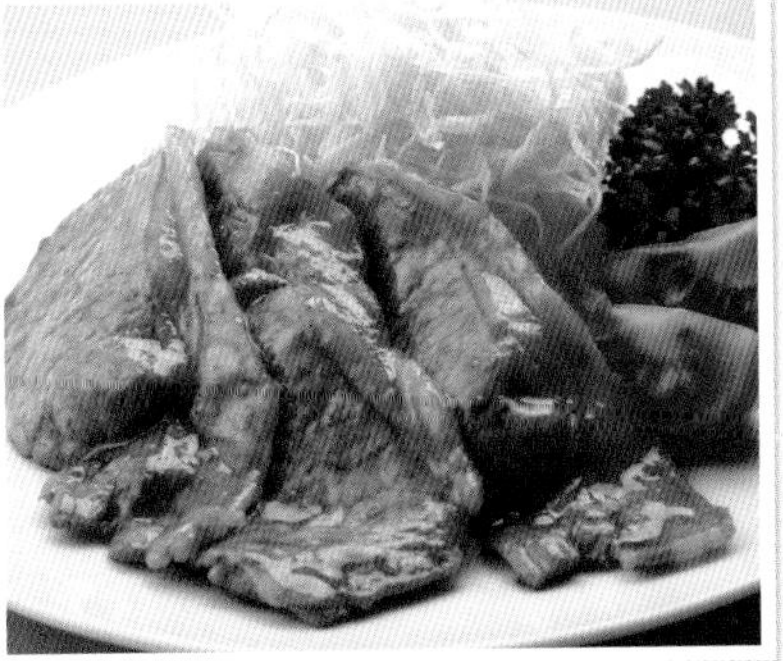

生姜《しょうが》焼き定食

豚肉	$V.B_6$
キャベツ	V.C
トマト	V.C V.E

33

なぜ、レバニラや小松菜が肌にいいのか？

美味しくて、ピチピチ！　新陳代謝を高める亜鉛と鉄がたっぷり

ミネラルには、カルシウムやナトリウム、カリウムなどがありますが、「肌活」にとって重要になるのは、「亜鉛」と「鉄」です。

亜鉛は、新陳代謝にかかわるミネラルで、皮膚のターンオーバーを促す働きがあります。また、活性酸素を除去する酵素をつくり出すため、炎症抑制効果があり、かゆみの抑制にかかわると考えられます。**亜鉛を多く含む食品は、カキや牛肉、豚肉、レバー、ウナギ、チーズ、卵**などです。

鉄は、赤血球をつくるために必要な栄養素です。不足すると貧血になり、体じゅうの細胞のすみずみに酸素や栄養素を運ぶことができなくなります。また、皮膚のターンオーバーや、真皮のコラーゲン生成にも悪影響を及ぼし、肌荒れやかゆみ、乾燥、シミ、シワといったさまざまな肌トラブルを引き起こします。鉄には、**レバーや赤身肉、魚介類などに多く含まれる「ヘム鉄」**と、**ホウレンソウや小松菜、大豆製品などに多く含まれる「非ヘム鉄」**の2つがあり、ヘム鉄のほうが吸収率が高いとされています。鉄は基本的に吸収されにくいのですが、ビタミンCやタンパク質と一緒に摂ることで、吸収率は上がります。

肌の新陳代謝を高めるメニュー例

うな重

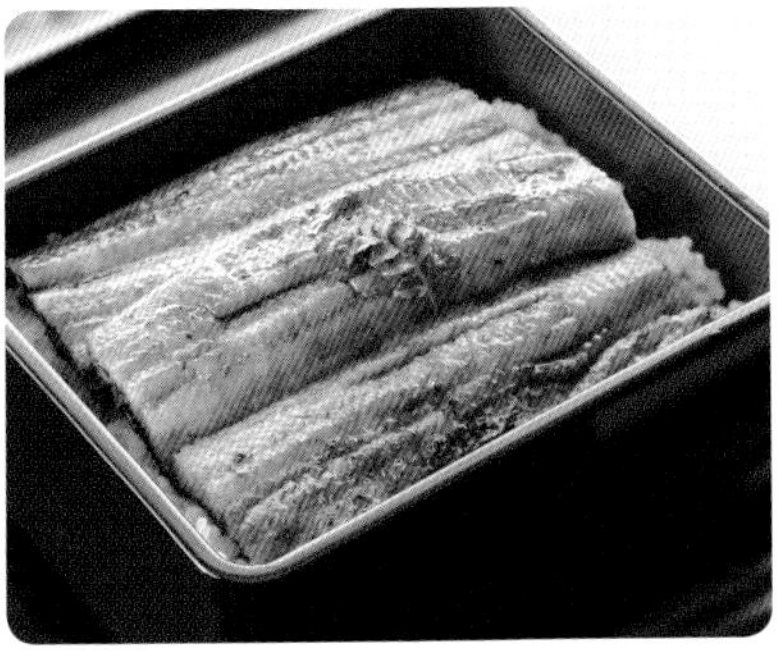

ヒレカツ

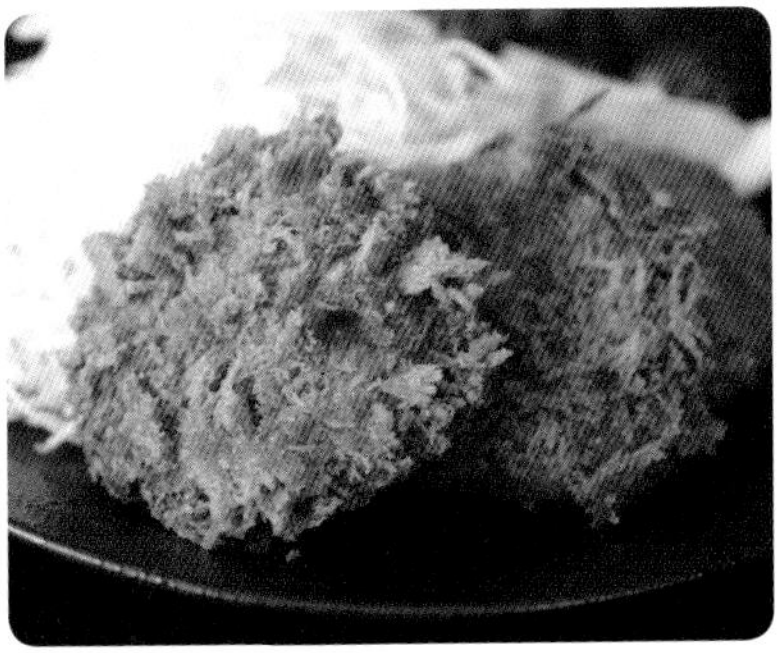

カキフライ

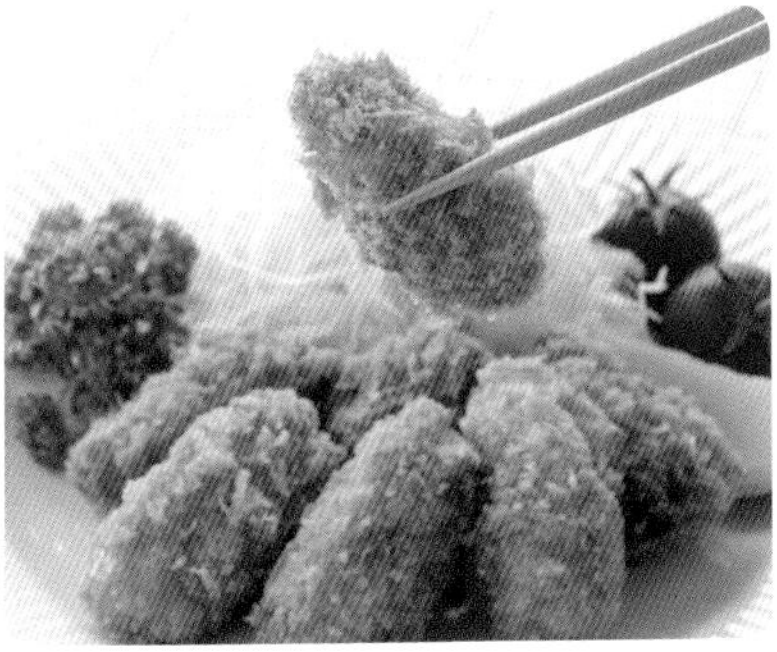

レバニラ炒め

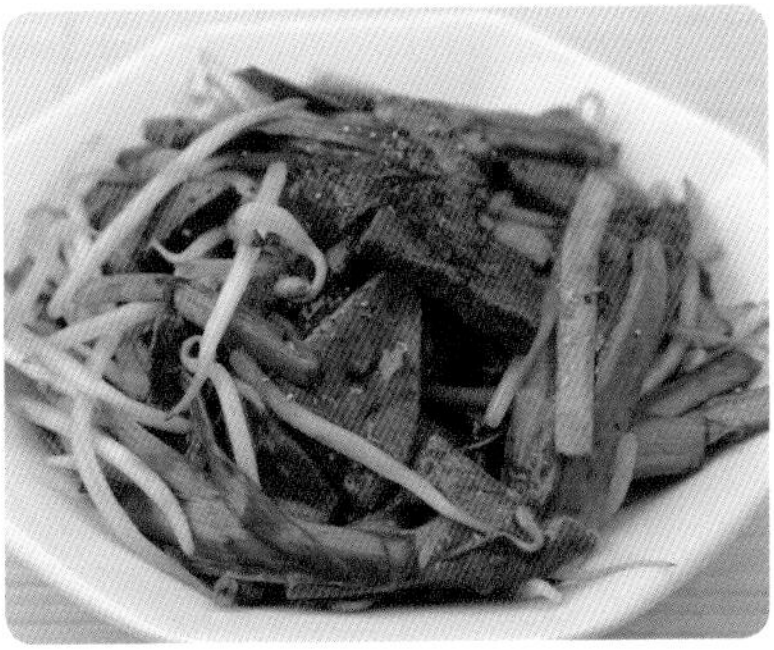

小松菜のおひたし

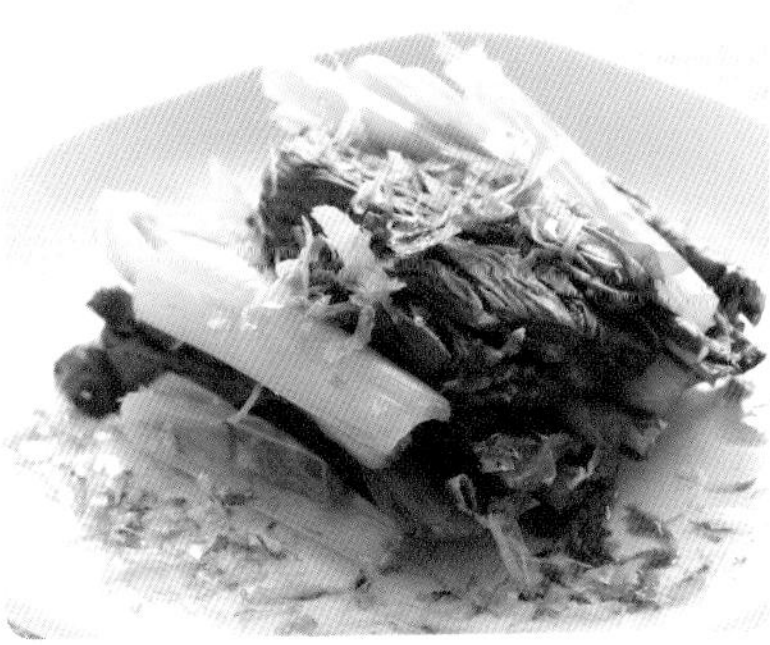

ビーフシチュー

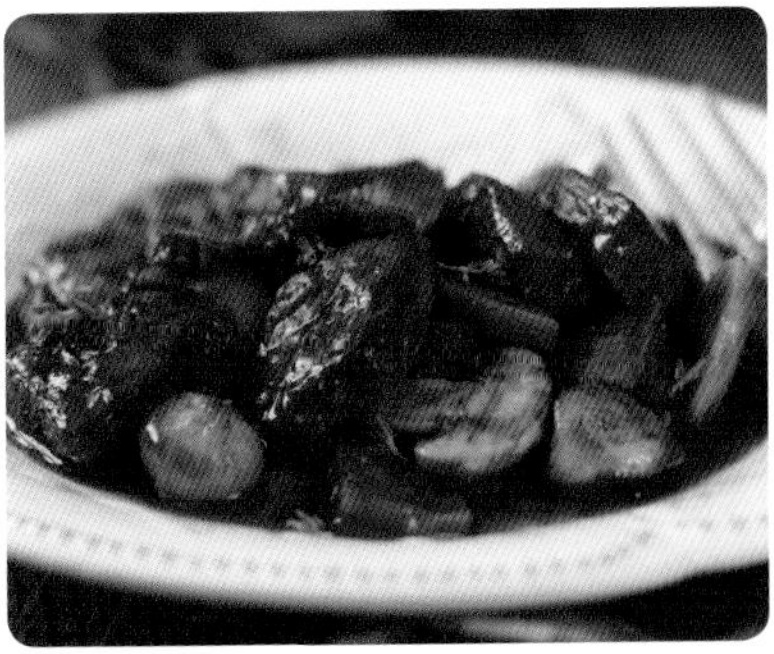

「食べる肌活」摂りたい栄養素リスト

脂質

栄養素名	働き	多く含む主な食品
オメガ3系脂肪酸	体内でつくれない必須脂肪酸。抗アレルギー作用、抗炎症作用、抗血栓作用。血中中性脂肪を減少	アマニ油、エゴマ油（シソ油）、イワシ、サバ、サンマ
オメガ9系脂肪酸	活性酸素除去作用。血中のコレステロールを減少	オリーブ油、キャノーラ油、米ぬか油

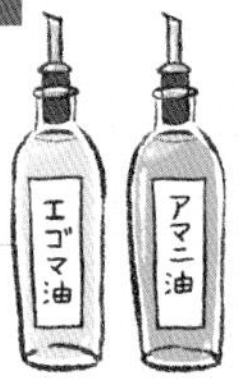

ビタミン

栄養素名	働き	多く含む主な食品
ビタミンA	皮膚、粘膜の健康を保ち、感染症を予防	レバー、卵、ニンジン、ホウレンソウ、カボチャ
ビタミンE	強い抗酸化作用によるアンチエイジング効果。皮膚の血行促進。新陳代謝を促す	ナッツ、ウナギ、大豆製品、アボカド
ビタミンB_2	皮膚の毛細血管を丈夫にして、血液循環を促進	ピーナッツ、レバー、牛乳、チーズ、卵、サバ
ビタミンB_6	皮膚や粘膜の健康を保つ。皮膚炎を予防する	カツオ、マグロ、レバー、鶏肉、牛肉、ニンニク
ビタミンC	コラーゲン生成。抗酸化作用。皮膚のターンオーバーを整える	柑橘《かんきつ》類、イチゴ、ホウレンソウ、緑茶、ブロッコリー、パセリ

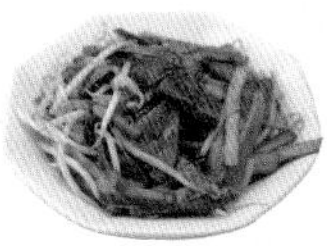

ミネラル

栄養素名	働き	多く含む主な食品
亜鉛	皮膚のターンオーバーを促進。抗炎症作用。かゆみ抑制作用	カキ、牛肉、豚肉、レバー、ウナギ、チーズ、卵
鉄	全身へ酸素と栄養素を運搬。皮膚のターンオーバーを促進	レバー、赤身肉、マグロ、ホウレンソウ、小松菜、大豆製品

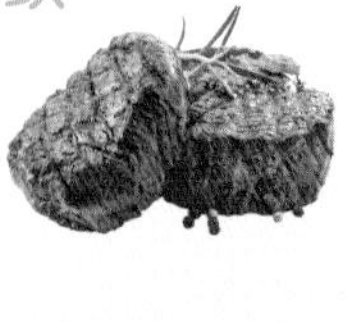

第3章

アトピーが劇的にラクになる最高の治療

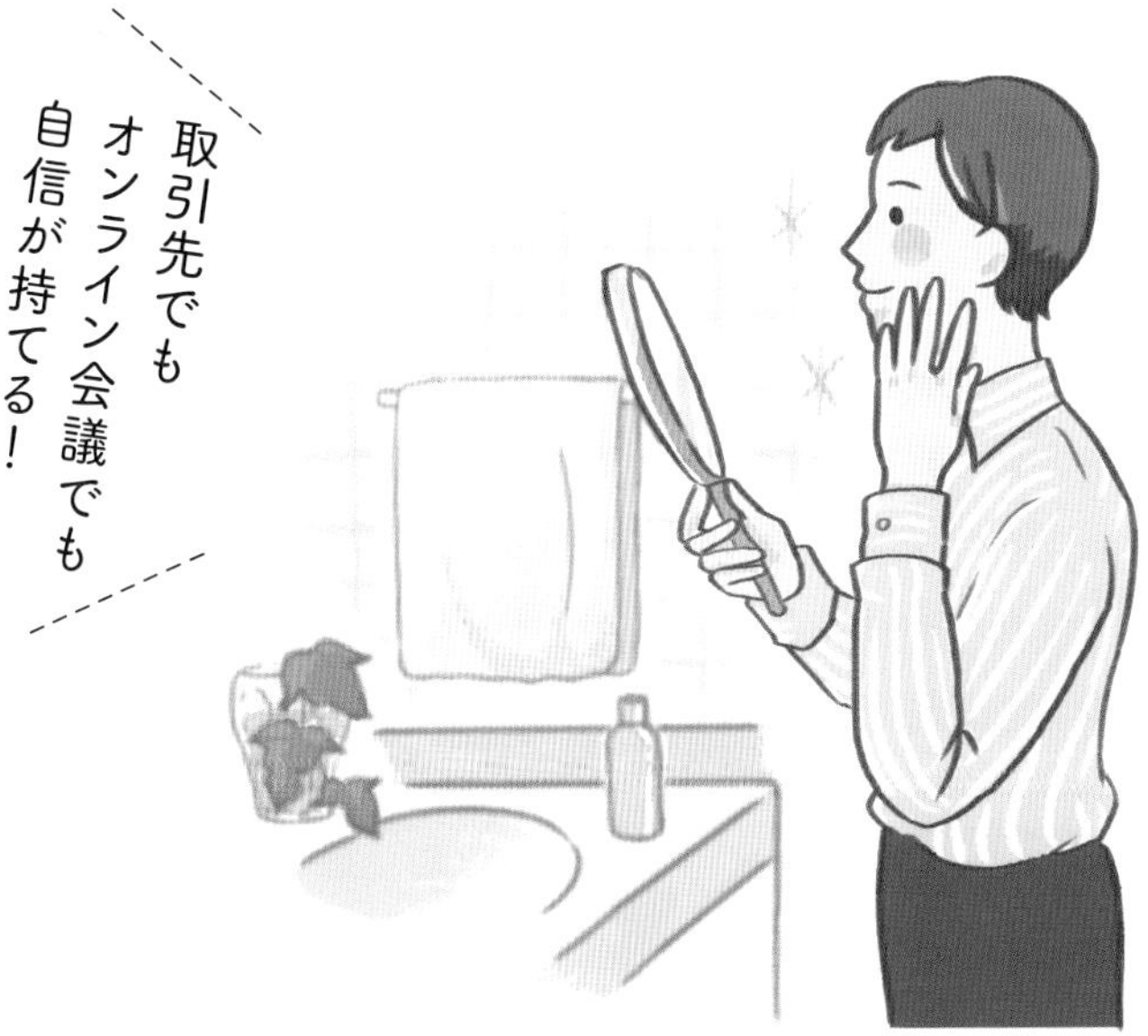
取引先でも
オンライン会議でも
自信が持てる！

34 アトピーの名前の由来は？

体質は受け継がれても、決して遺伝するものではない

アトピー性皮膚炎の病名は、「奇妙な」や「とらえどころのない」を意味するギリシャ語の「atopia」に由来します。原因がはっきりと解明されておらず、発症年齢や反応するアレルゲン、悪化因子も人によってさまざまで、まさに奇妙な皮膚炎です。

アトピー性皮膚炎の原因はコレ！　と、断定はできていませんが、発症する要因には、大きく次の4つがかかわっていることがわかっています。

❶ **アレルギー素因**　❷ **肌素因**
❸ **外的要因**　❹ **内的要因**

ただし、**この病気のややこしいところは、これらの4条件が当てはまるからといって、必ずしも発症するわけではない**点です。

このように、いまだ謎多き病気のため、「アトピーは皮膚科では治らない」だの、「温泉でよくなる」だの、「アロマテラピーがいいらしい」といった、数多くの誤解や怪しい風説がまかりとおっています。本書を手にするあなたには、そのような誤解や風説に惑わされて、正しい治療から遠ざかることのないよう、切に願います。

アトピー性皮膚炎発症の4つの要因

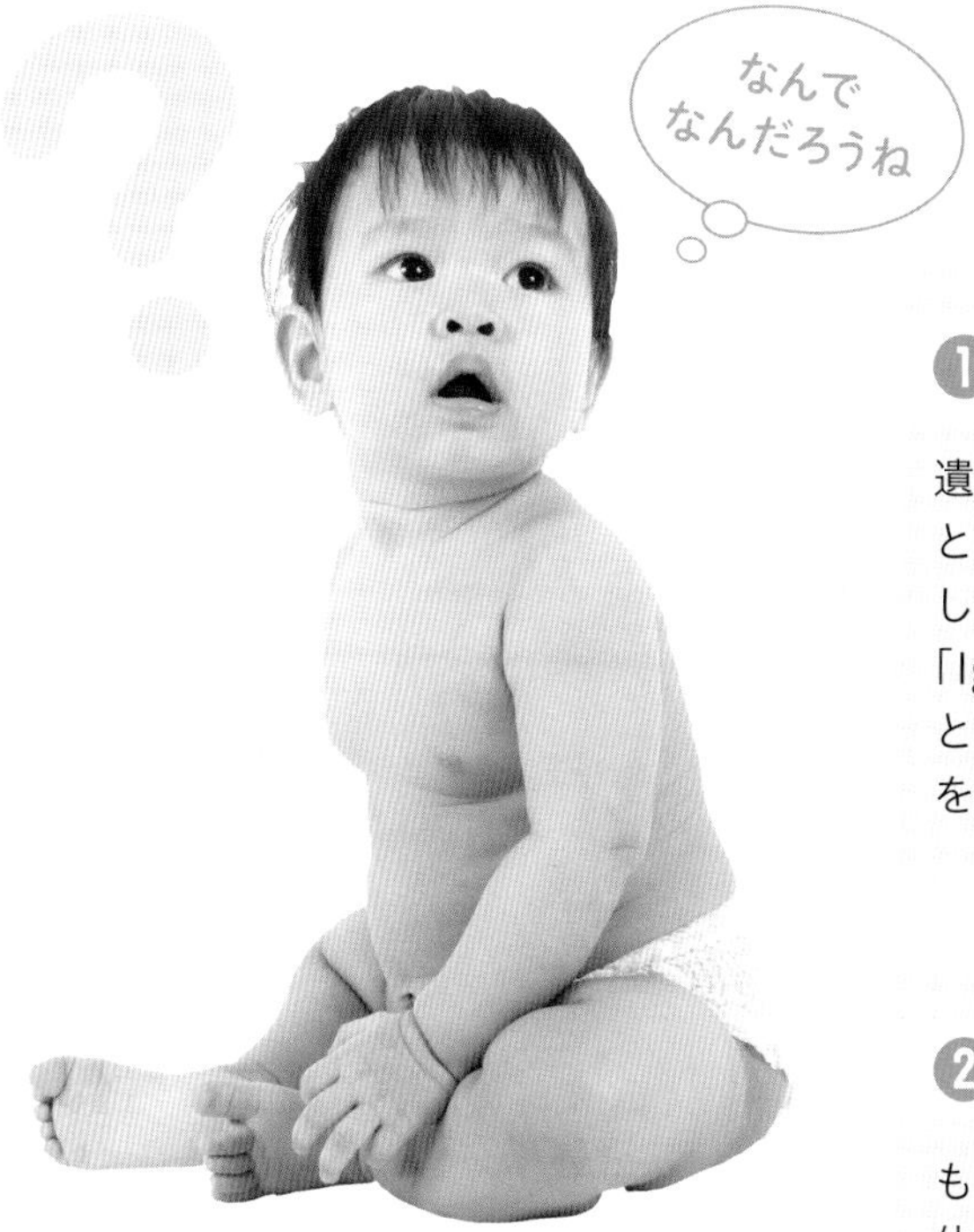

❶ アレルギー素因

遺伝的なアレルギー体質のこと。アレルゲンが体内に侵入したときに攻撃して排除する「IgE抗体」がつくられやすく、ときに暴走してアレルギー反応を過剰に起こす

❷ 肌素因

もともと肌のバリア機能が弱い体質のこと。生まれつき皮脂膜、セラミド、天然保湿因子が少ない

❸ 外的要因

季節、天候、気温、湿度、衣服、住環境（ダニ、ホコリ、ペット）、花粉など、アレルギーを引き起こす環境

❹ 内的要因

疲労やストレス、睡眠不足など

これら4つの条件がそろっても発症しないケースもある

35

アトピー性皮膚炎は、必ずよくなる

目指すは「薬のいらない、保湿するだけでいい肌」

アトピー性皮膚炎の患者さんのなかには、症状は一生治らないものと誤解している人が多くいます。ですが、決してそんなことはありません！

長年、アトピー性皮膚炎に苦しんできた患者さんが、薬物治療と肌活によって数カ月でかゆみから解放され、しまいには薬も必要なくなって、保湿だけでよい状態をキープできるようになった方を、この目で何万人も見てきました。

実は、このように症状がよくなった場合でも、アトピーに関しては、「完治する」という言葉は使いません。**症状の軽快と悪化を繰り返すアトピー性皮膚炎では、皮膚を「常によい状態にキープ」することこそが治療のゴール**であり、その状態を「寛解《かんかい》する」といいます。

私の目指す「よい状態」とは、次の3つです。

- **普段の生活に支障がなくなる**
- **アトピー性皮膚炎であると周囲が気づかない**
- **病院にいるときや、薬を塗るとき以外は、自分がアトピー性皮膚炎であることを忘れられる**

たとえ今がどんなにひどい状態でも、あきらめる必要はありません。あなたの肌も、かゆみと炎症から解放される日は必ずきます！

アトピー性皮膚炎治療の3本柱

世界中で長年研究されてきた治療法のうち、効果と安全性の高いものだけを選び抜いて設定されたのが、次に示す標準治療である。次の3つは寛解へ導くための治療を支える三本柱であり、どれが欠けていてもいけない

適切な薬の使用

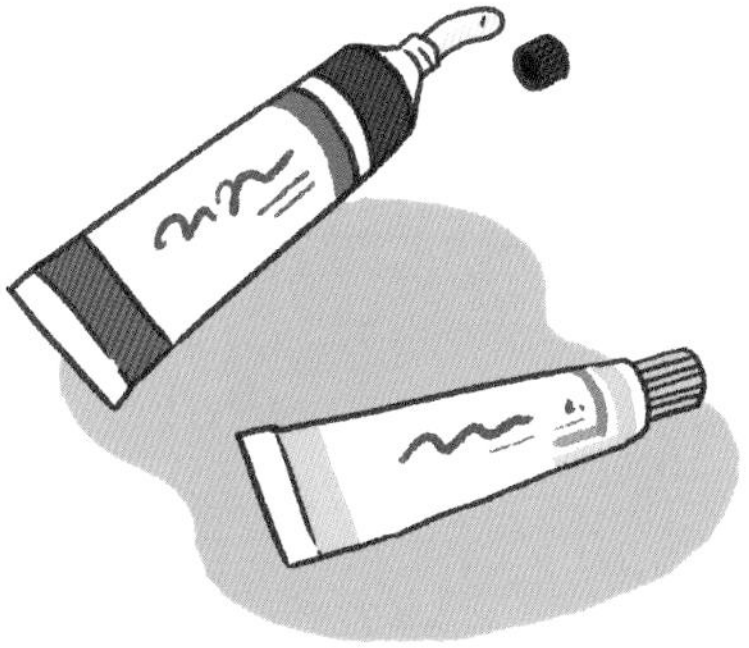

かゆみや炎症がひどいときは、かきむしって皮膚状態を悪化させるのを防ぐため、かゆみや炎症をおさえる外用薬や内服薬を使う。こわがって必要な量を使用しないと、改善しにくい

継続的な「肌活」

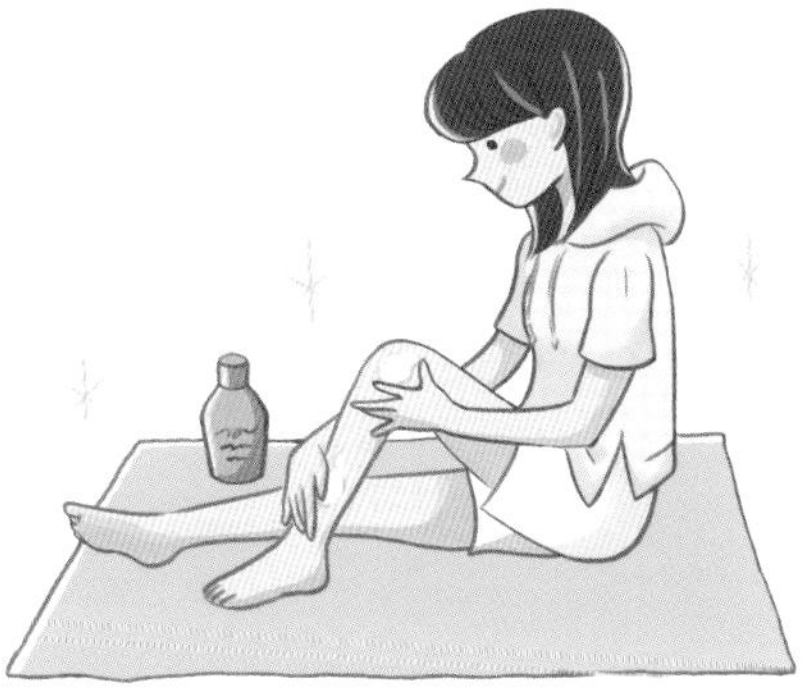

外からの刺激に負けないように、毎日の「保湿」「冷却」「清潔」で肌のバリア機能を強くする

悪化因子の排除

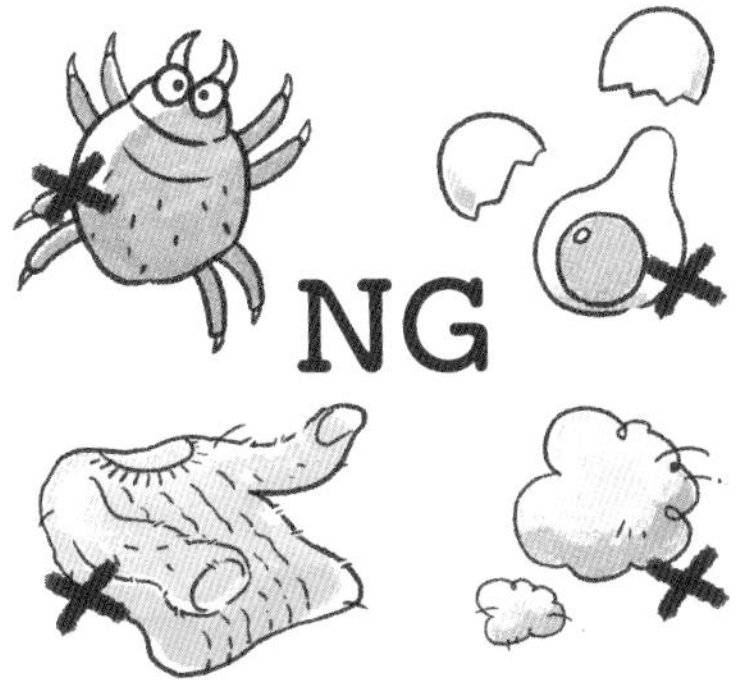

アレルギーの原因となる、ダニ、カビ、ホコリ、食品、皮膚の刺激になる衣類、ストレスなどを避ける

36

脱ステロイドになぜ走る？

医師への信頼度で、ステロイド治療の成功率は変わる

アトピー性皮膚炎の治療は、ステロイド外用薬が中心となります。ステロイドには抗炎症作用があり、皮膚に炎症を起こす病気にはとても効果がある薬です。しかし、「ステロイドはこわい」といった、誤った認識をもたれている方が一定数いるのも事実です。これはなぜなのでしょうか？

それは、1992年に、当時影響力のあったテレビの報道番組が、ステロイド外用薬の副作用を批判する特集を放送したことに端《たん》を発します。

それを機に、「ステロイドはこわい」といった風説が流布し、人々は勝手にステロイドをやめる「脱ステロイド」に走るようになったのです。

ステロイドは、使い方を間違えなければ、決してこわい薬ではありません。 症状が改善すれば、使用をやめることもできます。

患者さんを「脱ステロイド」に走らせずに、正しく治療を進めるためには、医師と患者さんの信頼関係が大変重要です。私は、ステロイドに不安をもっている方にはじっくり時間をとって向き合い、どうすればベストな肌状態にもっていけるか、日常生活で困ったことはないかなど、患者さんと胸襟《きょうきん》を開いてとことん語り合います。

「ステロイドは悪魔の薬」は大マチガイ！

なぜこんなにもステロイドへの悪評が定着してしまったのか？

1992年に、ある女性がステロイド外用薬の副作用で顔が赤くなり「顔をつぶされた」と訴える内容をテレビの報道番組が特集した。番組に出演していた人気キャスターは「ステロイドは悪魔の薬です」と発言し、これを機に世間で、過剰なステロイドバッシングが始まることに。しかし、実は番組に登場した女性はアトピー性皮膚炎の患者ではなかったうえに、医師の指導を受けずに自己判断で薬を使用していた、というのが真実であった

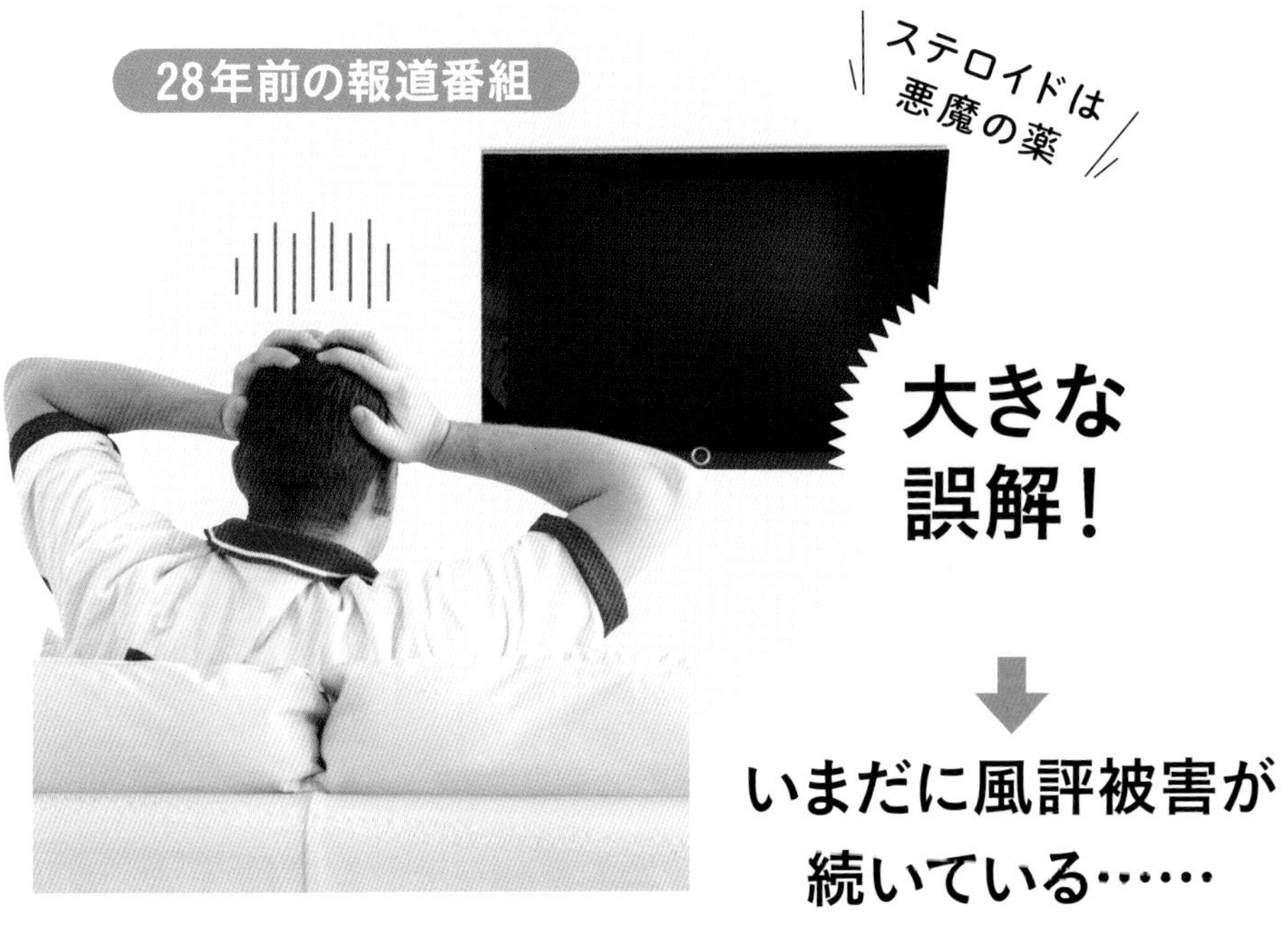
28年前の報道番組
ステロイドは悪魔の薬
大きな誤解！
いまだに風評被害が続いている……

37

ステロイドへの誤解①

「一度使ったらやめられない」

適切に使えば、やがて使用しなくてすむようになる！

ガイドラインにのっとった正しい治療を受けていたにもかかわらず、ステロイドに対する不安や不信感をつのらせた結果、脱ステロイドに走ってしまう患者さんは一定数います。しかし、それはすべて誤解から生まれたものばかりです。

一番よく耳にする「ステロイドは一度使うとやめられなくなる」という説。**これは、アトピー性皮膚炎そのものの特徴的な症状が、ステロイドの副作用と勘違いされているケースです。**何回もいうように、アトピーは、軽快と悪化を何度も繰り返すのが特徴の慢性の病気です。ステロイドは皮膚の炎症をおさえますが、体質そのものが変わらない限り、アトピーが完治することはありません。そのため、「ステロイドを塗る→よくなる→ステロイドを中止する→再燃する→再びステロイドを塗る」という、非常に根気のいる治療にもどかしさを感じ、「一度使ったらやめられない」という誤解が生じました。しかし、正しく治療すれば、いずれはステロイドの使用量や頻度、強度は減って、最終的には薬が必要ないほどよい肌状態をキープすることができます。根気強く治療にのぞみ、ステロイドを手放せる日を目指しましょう！

ステロイドは体内でつくられているホルモン

そもそも ステロイドって？

そもそも「ステロイド」とは、体内の副腎皮質という臓器で毎日つくられているホルモンである。強い抗炎症作用をもった、免疫バランスを保つホルモンで、同様の効果が出るよう人工的につくられたのがステロイド薬だ。ステロイド薬はその効果の高さから、内服、外用、点鼻、点眼など、多くの病気の治療薬として用いられている

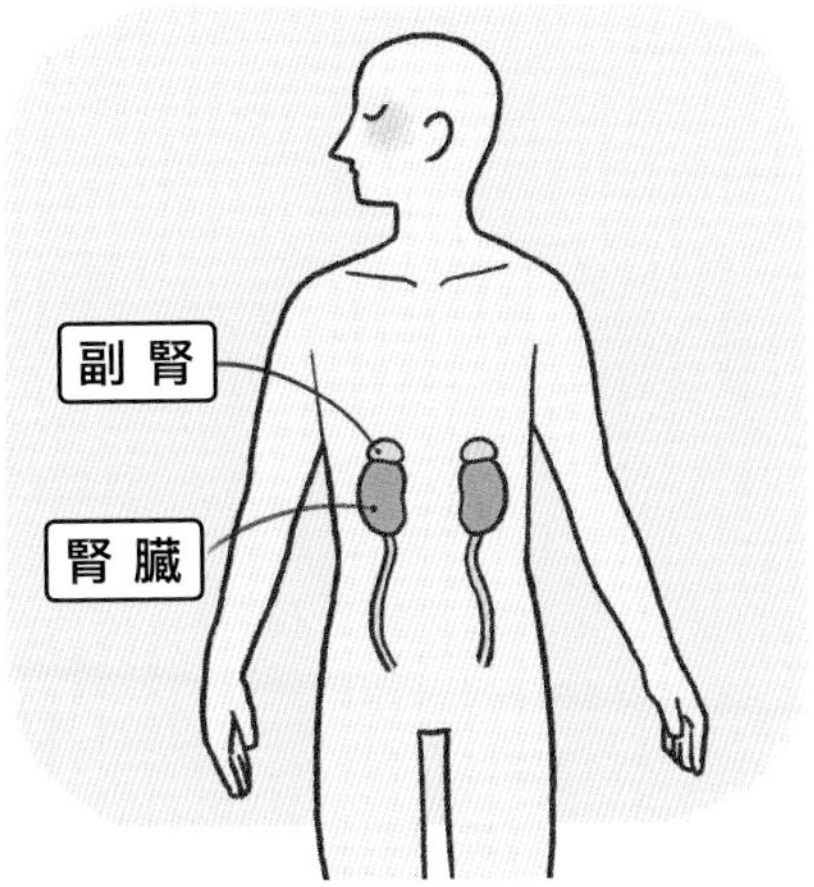

さまざまな疾患治療に使われているステロイド

投与方法	代表的な適用疾患
注射薬	心筋炎、潰瘍《かいよう》性大腸炎、慢性腎炎など
内服薬	気管支喘息《ぜんそく》、潰瘍性大腸炎、慢性腎炎など
外用薬	アトピー性皮膚炎、接触性皮膚炎、関節リウマチなど
点眼薬	アレルギー性結膜炎など
吸入薬	気管支喘息、肺気腫《きしゅ》など
点鼻薬	アレルギー性鼻炎など

38

ステロイドへの誤解 2

「ひどい副作用がある」

正しく使えば副作用はおさえられる

どんな薬にも多少の副作用はつきものです。だからこそ、医師や薬剤師は副作用が出ないよう正しい使い方を指導します。しかし、ステロイドに限っては、恐怖心をあおるデタラメな情報がネットにあふれているので、大変憂慮《ゆうりょ》しています。

アトピーで使用するステロイドは「外用薬」が主です。内服や注射での全身投与は、しばしば感染症や糖尿病、高血圧などのリスクを上昇させるために注意が必要ですが、外用薬の場合は、皮膚や粘膜から吸収される量が全身投与に比べて極端に少ないため、大きな合併症を心配する必要はありません。真のステロイド外用剤の副作用として挙げられるのは、次の4つだけです。

1. **毛が濃くなり産毛が目立つ**
2. **毛細血管が拡張して赤みが目立つ**
3. **ニキビができやすくなる**
4. **皮膚が薄くなる**

これらの副作用は、皮膚症状がよくなって薬の使用量が減り、使用間隔が空けば回復するものですし、**そもそも適切に使用していれば、大きな問題が起きることはありません。**副作用をこわがりすぎず、前向きに治療に取り組みましょう。

体の部位別ステロイドの吸収率

体の部位によって、ステロイド外用薬の吸収率は変わるため、指示されたとおりに薬を塗ることがとても重要。体用に処方された強い薬を、吸収率の高い顔に塗る、といった間違った使い方は副作用を引き起こす原因になる！

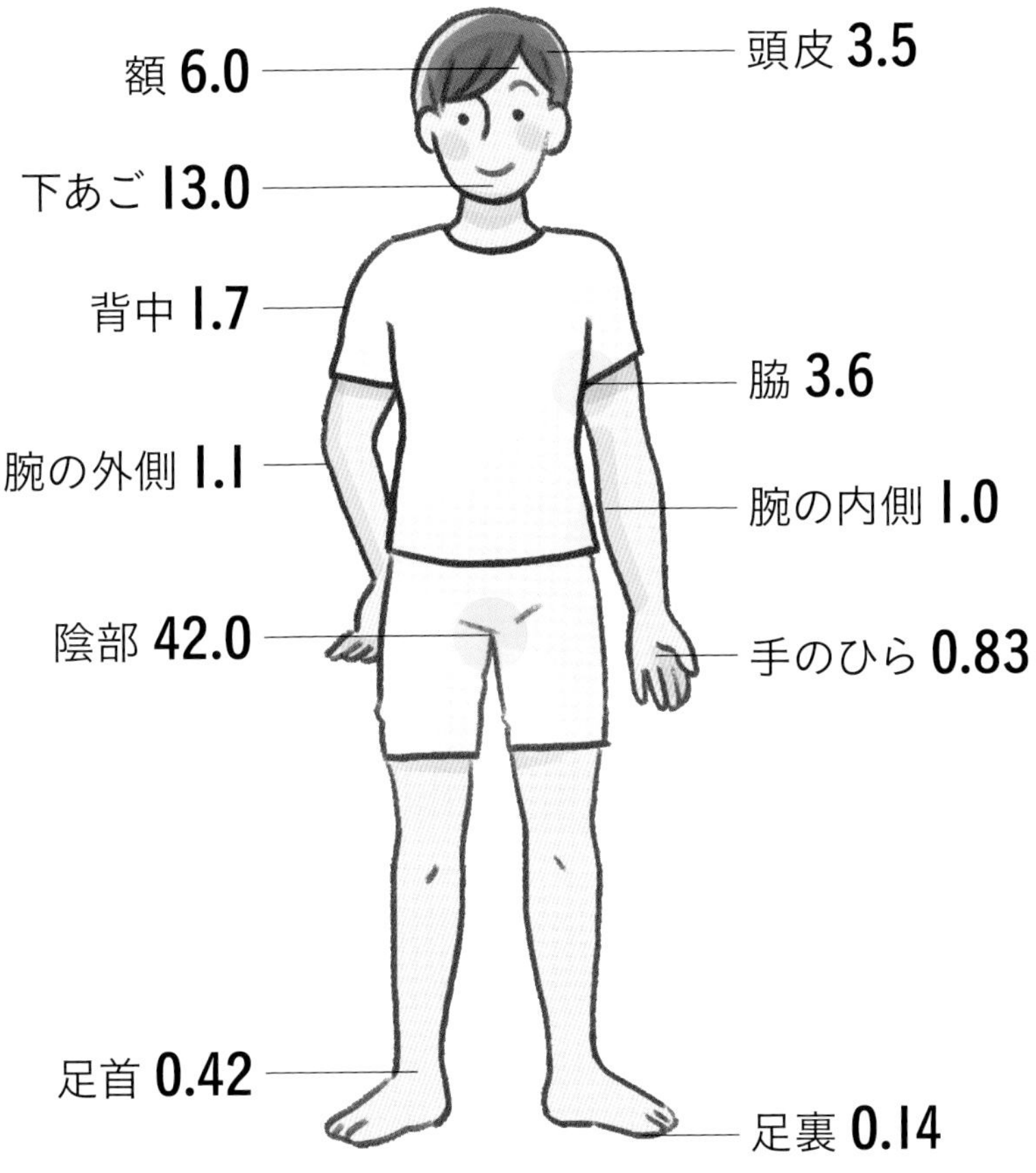

<ヒトにおけるヒドロコルチゾンの部位別経皮吸収率>
※前腕（内側）での吸収を1.0とした場合の比率
Fledman RJ,et al;J Invest Dermatol.1967;48:181-183より改変

39

ステロイドへの誤解 3

「皮膚が黒ずむ」

本当の原因は、炎症を長引かせたことにある

「ステロイド外用薬を使うと皮膚が黒くなる」、こちらもよく耳にする風説です。しかし、もちろんこれも大きな誤解です。

肌が黒くなるのは、適切な治療をせずに皮膚の炎症が長引いたことによって引き起こされたものであり、ステロイド外用薬の副作用ではありません。実際、副作用どころか、ステロイドには、炎症をおさえて、こうした色素沈着を予防する働きすらあるのです。

そもそも色素沈着とは、皮膚の炎症や衣類のこすれ、マッサージなどによって、肌に刺激が与えられることで起こります。肌に刺激が与えられると、表皮の一番奥の基底層にあるメラノサイト（色素細胞）が反応して、メラニンを過剰につくり出します。そして、このメラニンが蓄積することで、シミや色素沈着が起こるのです。

アトピー性皮膚炎の人の肌は、かゆみを感じやすく、健康な人よりも肌をかいてこすることが多いため、色素沈着が起きやすい状態です。

むしろ、早めにステロイド外用薬を塗って肌の炎症を鎮め、かき壊しを防ぐことで、のちのちの色素沈着を予防することができます。

アトピーで肌が黒ずむしくみ

1　アトピーで肌が炎症を起こす

赤い肌

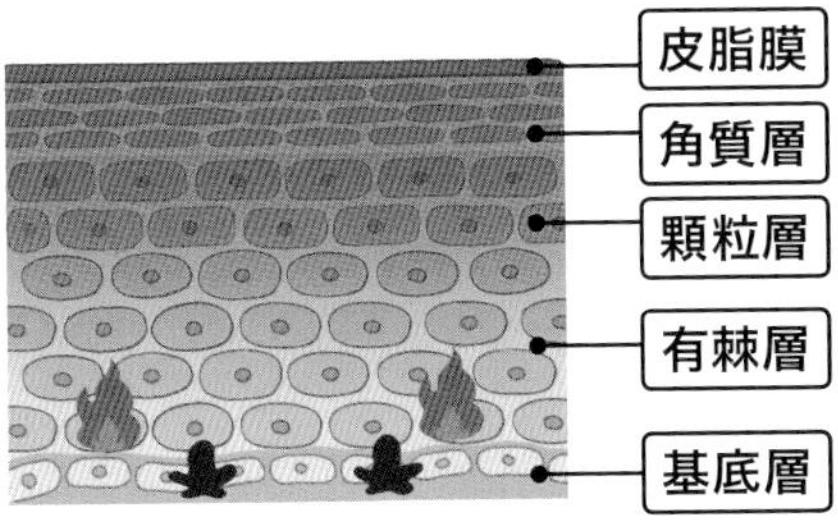

2　基底層のメラノサイトがメラニンを過剰につくる

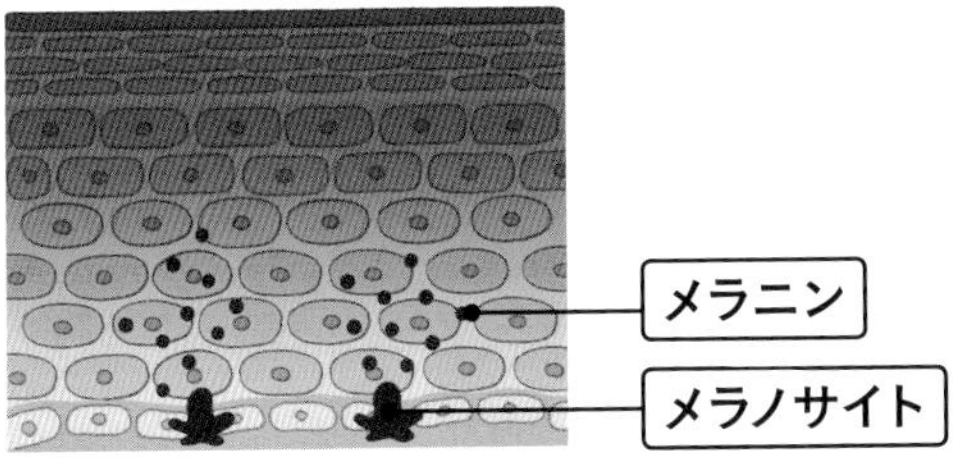

赤黒い肌

3　ステロイド治療で炎症がおさまり、肌の赤みが取れる

4　もともとの色素沈着が目立って見える！

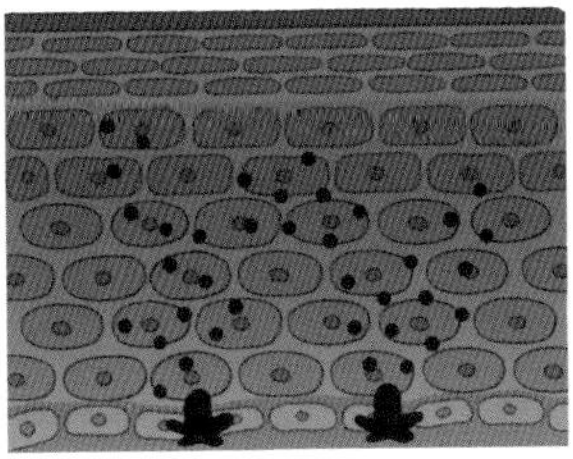

黒ずんだ肌

40

「やめるとリバウンドする」

正しく使えばリバウンドは起こらない

「やめるとリバウンドして悪化するから、ステロイドに手を出してはいけない」というのも大きな誤解です。ステロイド外用薬によるリバウンドはたしかに存在しますが、それは患者さんの自己判断などで、**急に使用を中止した場合にのみ起こる**もの。そしてそうなる原因には、ステロイドへの不信感が根底にあります。私が患者さんにステロイドを処方するときは、「不安になったら必ず連絡をください」と伝えます。電話でも対面でも、患者さんの話を聞いて、繰り返し説明することで、ステロイドに対する不安や恐怖を払拭し、正しい治療を続けてもらうことができるからです。

また、ステロイドをいやがる患者さんに初診からステロイド治療を勧めることはしません。無理やり使わせることが、正しい治療だとは思えないからです。「今日は保湿の勉強だけしていってください。ただ、人生は短いですから、かゆくて苦しい人生なんてもったいない！　次回はあなたに、かゆみのない人生を送ってもらうための、正しいステロイドの使い方について説明します」とお話しします。そこで、瞳に輝きが灯る人は、必ずステロイド治療を成功させることができるのです！

リバウンドしてしまうダメダメ行動パターン

自己判断で、勝手に薬をやめてしまう

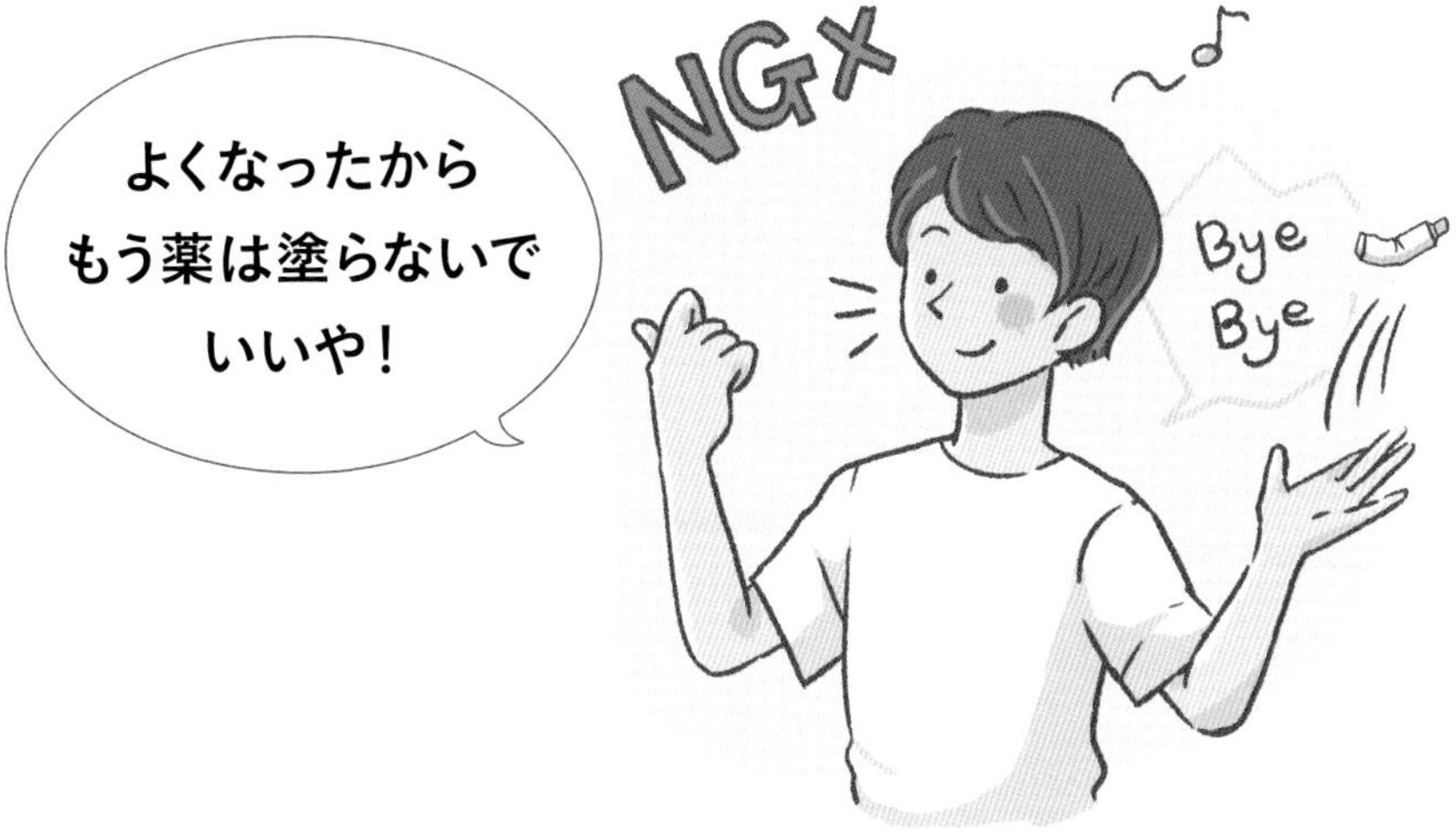
よくなったから
もう薬は塗らないで
いいや！
NG×
Bye
Bye

決められた薬の量や回数を守らない

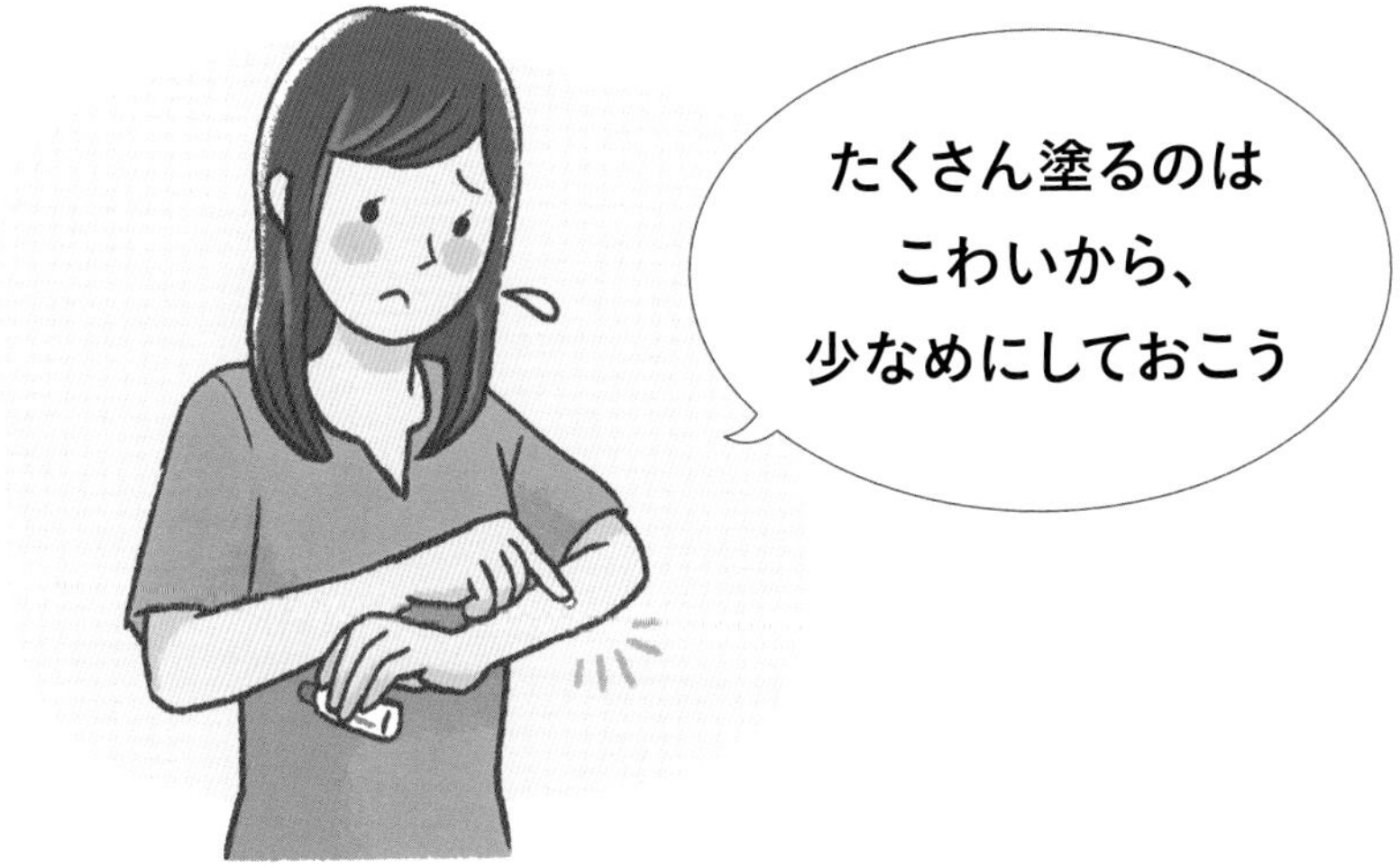
たくさん塗るのは
こわいから、
少なめにしておこう

41 いつまでも寛解しない治療法は今すぐやめよう

天地の差がつく、プロアクティブ療法とリアクティブ療法

ステロイド外用薬の治療法には、症状の再燃を極力防ぐ「プロアクティブ療法」と、再燃を繰り返し続ける「リアクティブ療法」があります。

プロアクティブ療法は、症状がない時期も定期的かつ予防的に少量のステロイド外用薬を塗ることで、最速で寛解を実現できる画期的な治療法。

もう一方のリアクティブ療法は、肌の状態が悪くなったときにだけステロイド外用薬を塗る治療法で、15年ほど前まではこちらが主流でした。ステロイドを一日2回きっちり塗って、よくなったらすぐにやめ、保湿で肌状態を維持するというものですが、このやり方では、延々と再燃を繰り返すばかりで、治療の終わりが見えませんでした。

なぜ一度は消えた症状が、またぶり返すのでしょうか。それは、ステロイド外用薬を塗った肌は、パッと見は治ったように見えても、皮膚の内部では炎症の火種がくすぶっているからです。完全には鎮火されていないので、なにかをきっかけにボーッと再燃してしまいます。結果的にリアクティブ療法は、ステロイド外用薬を長期間ダラダラ使い続けることになり、「やめられない、リバウンドする」といった誤解にもつながっていきました。

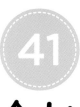

プロアクティブ療法とリアクティブ療法

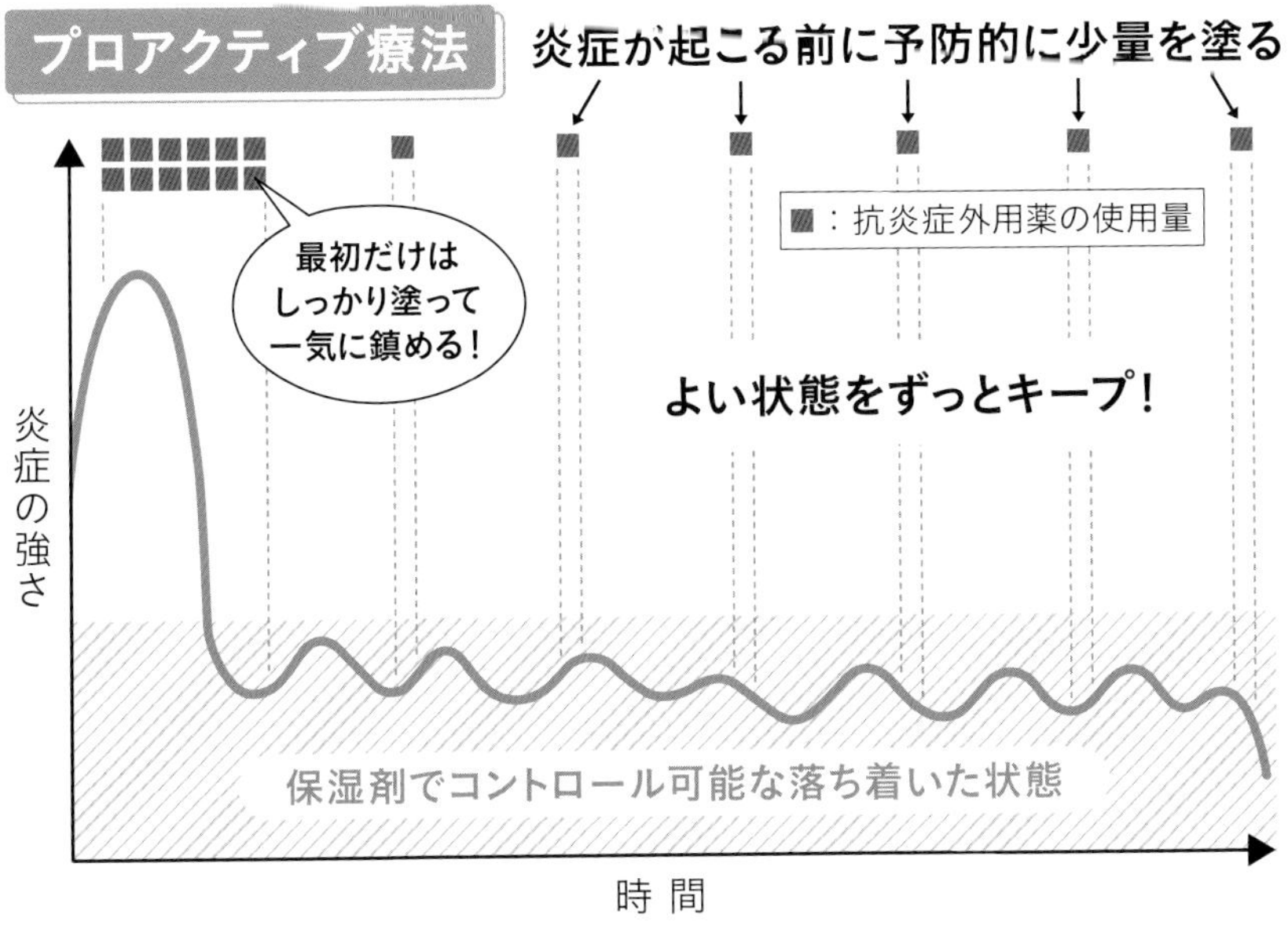

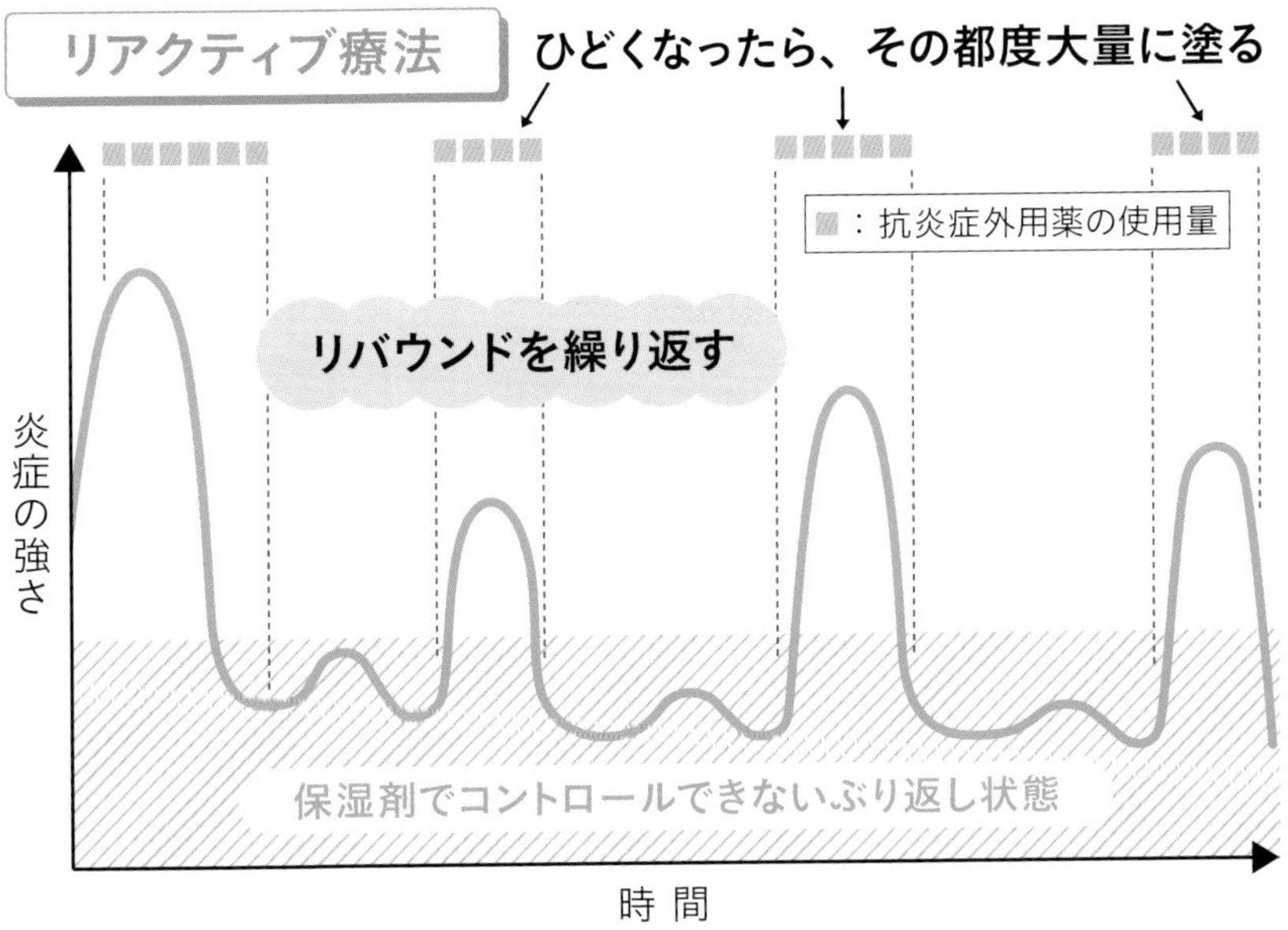

42

これがアトピー必勝治療法だ！

プロアクティブ療法とは、定期的なステロイドでよい状態をキープする法

プロアクティブ療法のキーワードとなるのは「炎症の初期消火」です。治療の最初の段階で、十分な量のステロイド外用薬を、炎症が消えて肌がツルツルになるまでしっかり塗り続けます。これを医学用語で「寛解導入」といいます。

その後、症状はよくなったように見えても、炎症の火種はまだ肌の内部に残っているので、しばらくは定期的にステロイドを塗り続けます。**ここでの重要なポイントは、それまで炎症があった場所すべてに、ステロイドを塗ることです。**

このように、炎症が再燃する前から薬を塗ることで、症状の悪化を防ぐことができます。これを医学用語では「維持療法」といいます。いざ再び炎症が起きたとしても、ボヤ程度ですむため、薬も少ない量や弱いもので対処することが可能です。

症状がないのに、薬を塗ることに抵抗がある方もいるかもしれません。しかし、**使用する薬の量や強さは確実に減っていくので、結果的にリアクティブ療法よりも少ないステロイドで寛解にたどりつく**ことができます。後手に回るリアクティブ療法ではなく、先手必勝のプロアクティブ療法で、最短で寛解を目指しましょう！

アトピー性皮膚炎のプロアクティブ療法の詳細

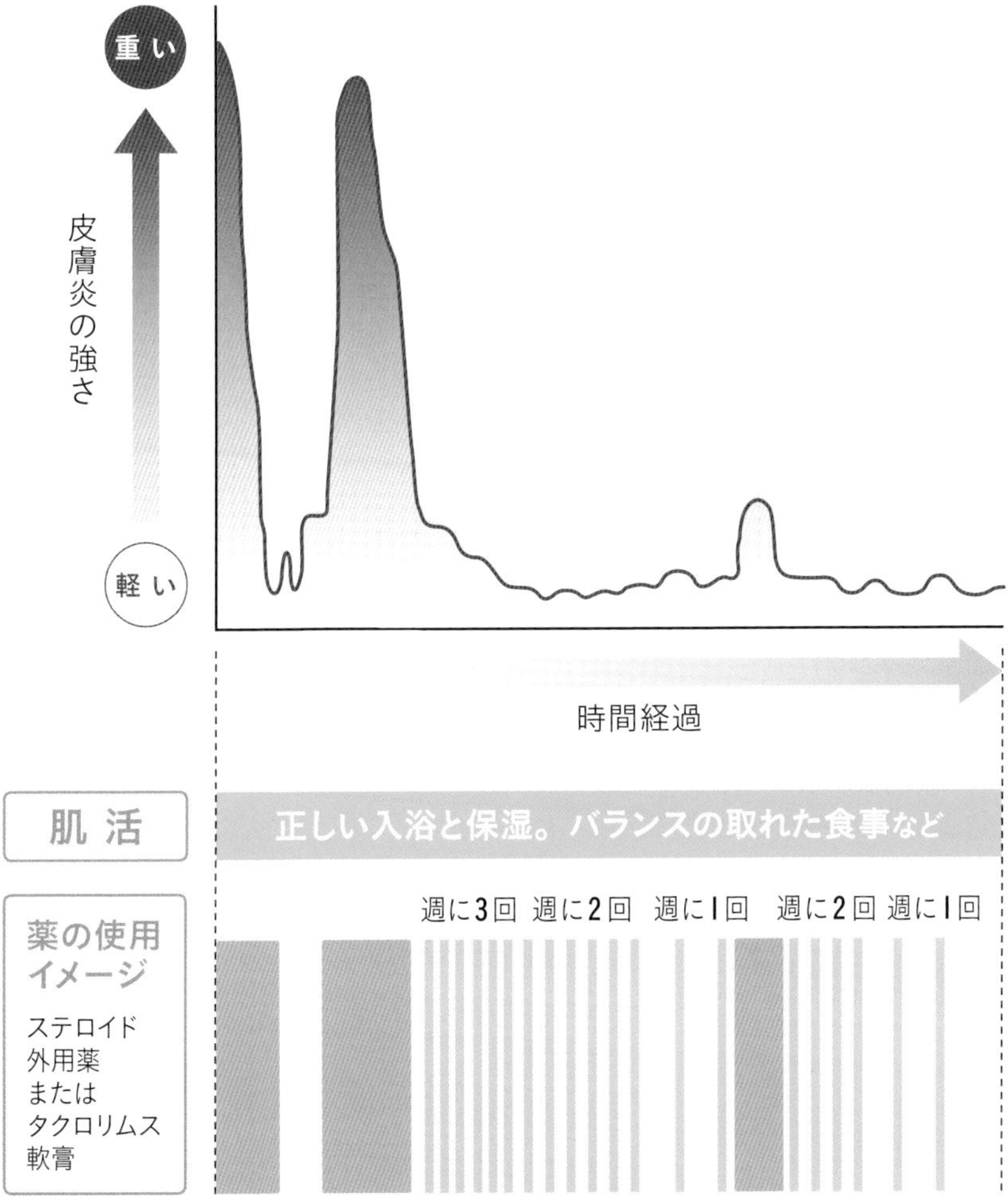

肌を清潔にし、保湿剤は毎日欠かさず全身に塗る

ワンフィンガーチップユニット（99ページ参照）に従って、ステロイド外用薬やタクロリムス軟膏をしっかり塗る+保湿剤

症状が軽くても今まで湿疹が出たところ全体に、ステロイド外用薬やタクロリムス軟膏を週に1～3回薄く塗り伸ばす

43 ステロイド外用薬の7原則

正しく使うには、薬の強さ、回数、使用量、使用部位、使用期間が重要

私がステロイド外用薬を処方するときは、左ページに記載した7つのポイントを、患者さんに必ず約束してもらいます。

特に、使用量は効果に直結する重要なポイントです。**「人さし指の第1関節までの長さのステロイド＝大人の両手分の面積」が適量とされる、「1FTU（ワンフィンガーチップユニット）」**という考え方を参考に塗ってもらいます。

また、アトピーは見た目と皮膚内部の症状の範囲が必ずしも一致しないため、**炎症が軽く見える部分まできちんと塗る**ようお話しします。

アトピー治療は、治療開始後初期に素早く炎症をおさえることが重要になるため、最初は強いステロイド外用薬を用いる場合があります。しかし、期間はたいてい1週間程度。どんなに重症な方でも2週間もあれば十分です。

ステロイド外用薬を処方する医師の責任は重いものです。私たちもそれを心して、患者さんにステロイドを処方しています。医師が患者さんの状況をよく理解し、患者さんが自分の治療について知識をもつことで、副作用なく効果的なステロイド治療がはじめて実現できるのです。

ステロイド外用薬を使う7つのポイント

1. ステロイドの強さ、回数、使用量、使用部位、使用期間は医師の指示に従い、必ず守る
2. 定期的に通院して、医師の指示を受ける。自宅でも症状の変化を観察し、可能ならメモを取っておき、受診時に医師に伝える
3. 処方されたステロイド外用薬の強さのレベルを、医師や薬剤師に一度必ず確認する。変更されたときにも確認する
4. かゆみや炎症が止まっても、自己判断で薬をやめない
5. 炎症が起きているところだけでなく、症状が軽いところ、今はないがかつてあったところにも塗る
6. ステロイド外用薬は、他人からもらわない。ゆずらない
7. 市販のステロイド外用薬を使用する際は、主治医に相談する

1FTU（ワンフィンガーチップユニット）

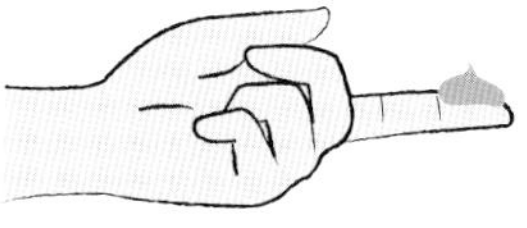

「5gチューブ」の場合、人さし指の第一関節までの長さ（約2cm）の量をいう

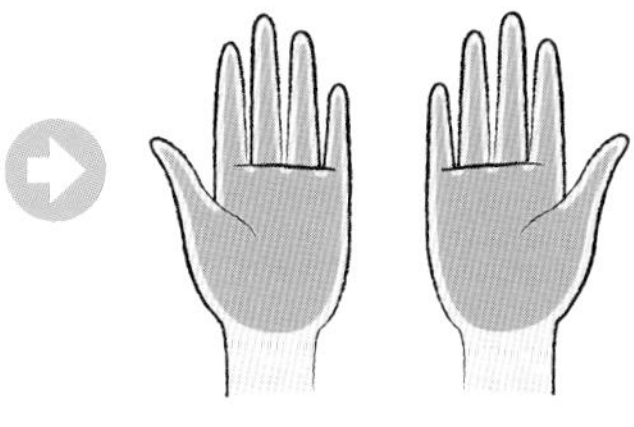

1FTUが、成人の手2枚分にあたる面積に塗る適量となる（0.5g）

ステロイド外用薬と保湿剤を同時に使うときは、湿潤剤→ステロイド→保護剤の順で塗る！

44

知っておこう。自分のステロイド外用薬ランク

どのステロイドを使うかを決めるのは医師

ステロイド外用薬のランクは5段階に分かれています。強いほうから、ストロンゲスト（最も強い）、ベリーストロング（かなり強い）、ストロング（強い）、ミディアム（普通）、ウィーク（弱い）です。どの種類のステロイドを使うかは、医師がその方の、その時々の症状や生活背景などを勘案して決定します。

自分が使っている薬のランクを知ることは、とても大切なことなのですが、それをネット検索だけですませてしまうのは危険です。ネットの情報は誤ったものが多いため、主治医や薬剤師に直接聞くのが一番確実で安全です。

近年のアトピー性皮膚炎の治療では、「アンテドラッグステロイド」とよばれるタイプの薬が主流になってきました。「アンテドラッグ」とは、投与した部位で活発に働いたあと、体内に吸収されると急速に効きめが弱まってステロイドの性質を失い、副作用のない物質に分解されるよう設計された薬です。特に、全身に湿疹があり多量に塗る必要がある方、赤ちゃん、妊婦さん、授乳婦さんには、私はこの副作用のほぼないアンテドラッグステロイドを処方しています。

ステロイド外用薬のランク

ストロンゲスト（最も強い）	
0.05%	クロベタゾールプロピオン酸エステル（デルモベート）
0.05%	ジフロラゾン酢酸エステル（ジフラール、ダイアコート）
ベリーストロング（かなり強い）	
0.1%	モメタゾンフランカルボン酸エステル（フルメタ）
0.05%	酪酸プロピオン酸ベタメタゾン（アンテベート） ★
0.05%	フルオシノニド（トプシム）
0.064%	ベタメタゾンジプロピオン酸エステル（リンデロンDP）
0.05%	ジフルプレドナート（マイザー） ★
0.1%	アムシノニド（ビスダーム）
0.1%	吉草酸ジフルコルトロン（テクスメテン、ネリゾナ）
0.1%	酪酸プロピオン酸ヒドロコルチゾン（パンデル） ★
ストロング（強い）	
0.3%	デプロドンプロピオン酸エステル（エクラー）
0.1%	プロピオン酸デキサメタゾン（メサデルム）
0.12%	デキサメタゾン吉草酸エステル（ボアラ）
0.1%	ハルシノニド（アドコルチン）
0.12%	ベタメタゾン吉草酸エステル（ベトネベート、リンデロンV）
0.025%	フルオシノロンアセトニド（フルコート）
ミディアム（普通）	
0.3%	吉草酸酢酸プレドニゾロン（リドメックス） ★
0.1%	トリアムシノロンアセトニド（レダコート）
0.1%	アルクロメタゾンプロピオン酸エステル（アルメタ）
0.05%	クロベタゾン酪酸エステル（キンダベート）
0.1%	ヒドロコルチゾン酪酸エステル（ロコイド） ★
0.1%	デキサメタゾン（グリメサゾン、オイラゾン）
ウィーク（弱い）	
0.5%	プレドニゾロン（プレドニゾロン）

★印はアンテドラッグステロイド

2016年9月現在
出典：日本皮膚科学会アトピー性皮膚炎診療ガイドライン2018

45

夜を制する者がアトピーを制する！

リラックスする夜は、かゆみが増すからこそ備えよう！

アトピーの患者さんの多くは、日中は弱いかゆみがダラダラ続き、夜に強烈なかゆみに襲われます。これには、自律神経が大きく関係します。

自律神経とは、心臓や胃腸、呼吸などの働きを無意識に調整する大切な機能です。自律神経には、緊張したり興奮したりするときに優位になる「交感神経」と、リラックスしているときや眠っているときに優位になる「副交感神経」があります。

そして、この**交感神経と副交感神経が急激に切り替わるときや、どちらかに大きく傾いたときに、かゆみが強くなる**傾向があります。

夜は眠りにつくために、副交感神経に大きく傾くので、かゆみが出るのは仕方ないことです。

そこで、**寝ているあいだに、いかにかきむしらない工夫をするかがポイント**になります。寝る前には必ず保湿をしましょう。これで寝ているときのかゆみをグッとおさえることができます。主治医に、かゆみ止めの内服薬を処方してもらうのも、一手です。また、肌を傷つけないように爪を短く切り、布手袋をつけて寝るのもお勧めです。寝る直前のベッドでのスマホ操作は、睡眠の質を落として夜のかゆみを増大させるため、避けてください。

就寝前の1分かゆみ対策

1 たっぷり保湿

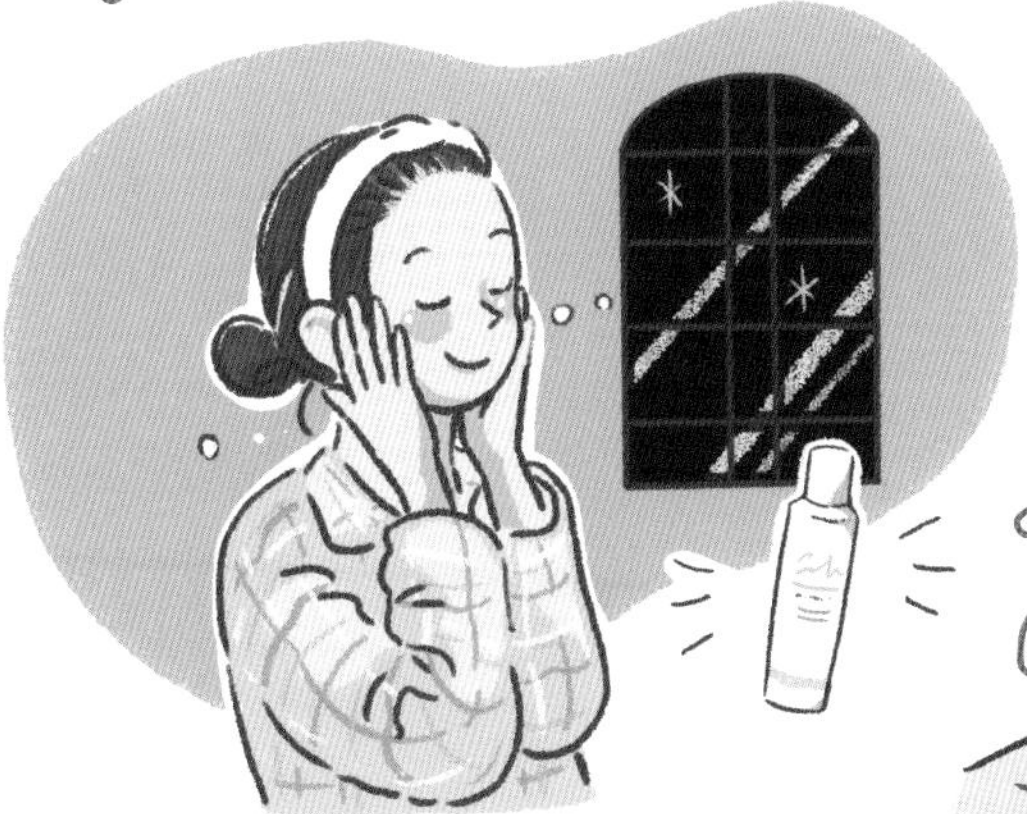

2 爪を短く切る

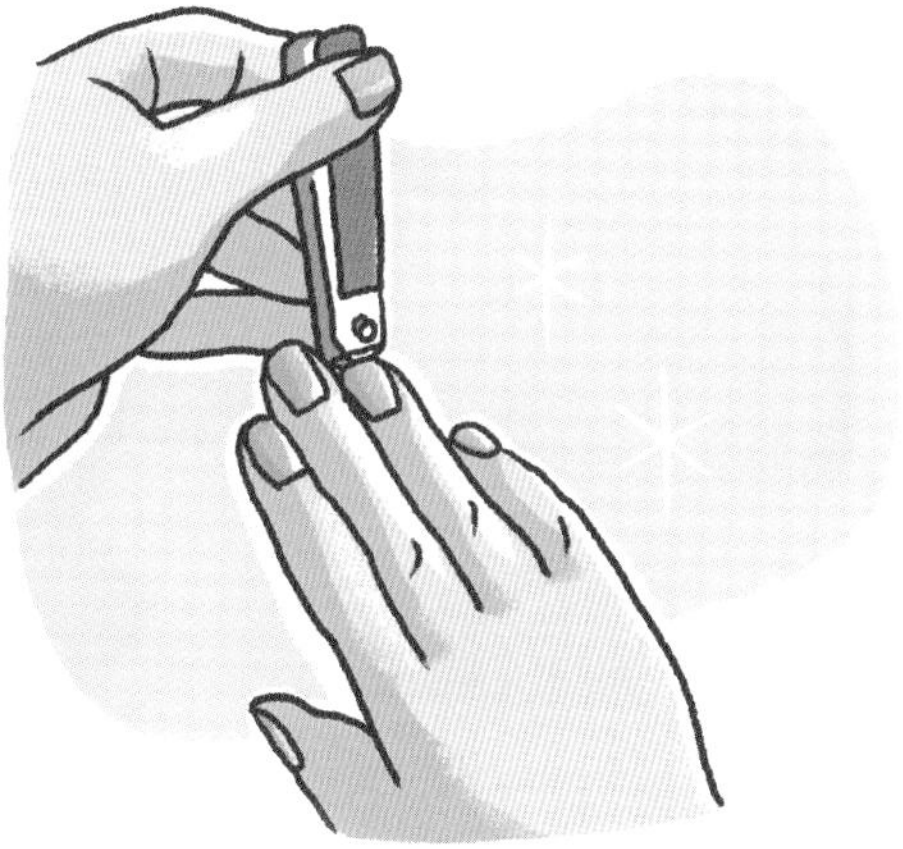

3 かいて肌を傷つけないよう 布手袋をする

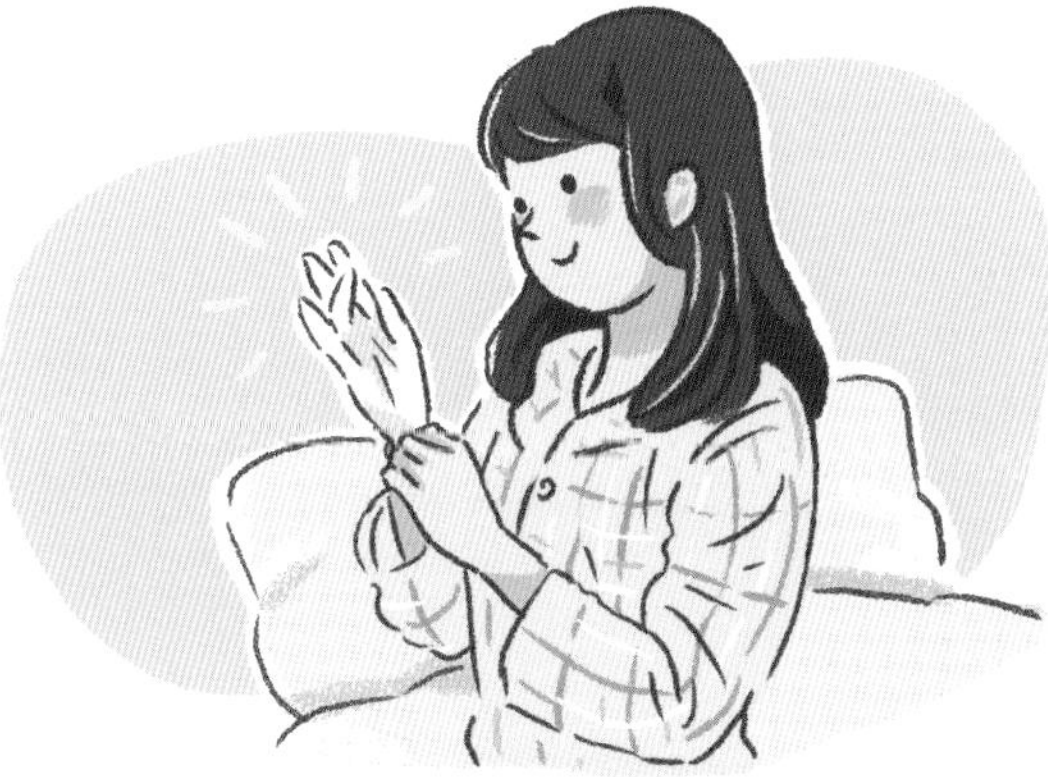

手荒れを治す
ダブル効果も♪

46 ウェットラップ法なら夜中もぐっすり安心！

保湿効果を高めて薬の吸収も促進

夜、寝ているときのかきむしりが、どうしてもおさまらない方には、「ウェットラップ法」がお勧めです。ウェットラップ法は、シルクと伸縮性のある繊維でつくられた、チューブ状の専用の包帯を使って行ないます。

あらかじめ、患部にあわせて適切な長さにカットした清潔なこの包帯を2本用意します。そのうちの1本は、ぬるま湯やお湯につけて湿らせます。

次に、外用薬を患部に塗り、湿らせた包帯で患部を覆います。さらに、その上から乾いている包帯をかぶせます。

この方法のメリットは次の4つです。

1. 冷涼感が得られ、かゆみがおさまる
2. 包帯で肌をカバーするので、かきこわしを予防できる
3. 皮膚への薬剤の浸透が促進される
4. 保湿効果が得られる

薬の吸収が高まることで、より弱く少ない量の薬で、高い効果を得ることができます。

ウェットラップ法は、腕や足だけでなく、手や胴体、顔にも行なうことができます。必ず医師の指導のもと、行なってください。

就寝中のかきむしりを防ぐウェットラップ法

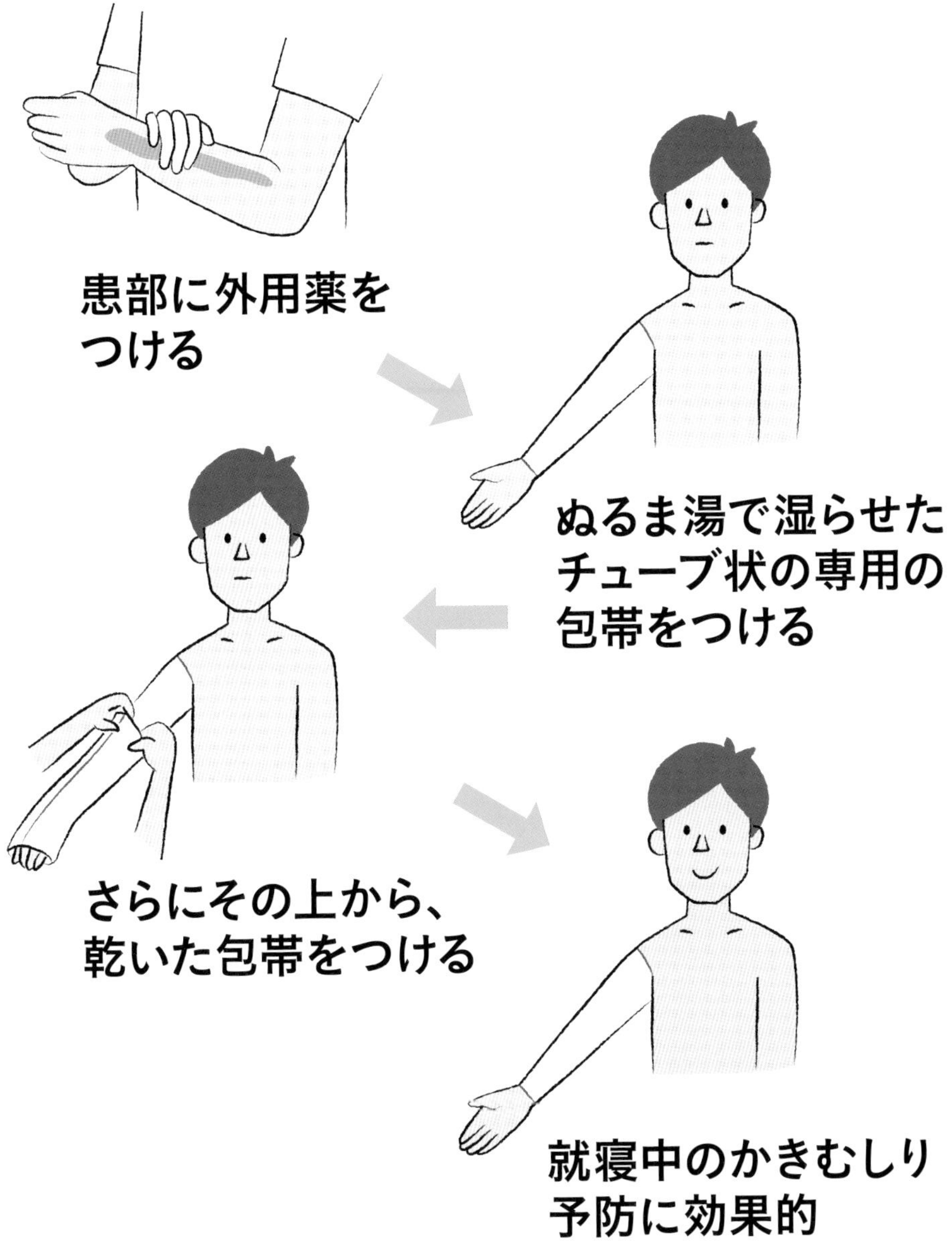
患部に外用薬をつける
ぬるま湯で湿らせたチューブ状の専用の包帯をつける
さらにその上から、乾いた包帯をつける
就寝中のかきむしり予防に効果的

47

漢方薬でステロイドを減らせる可能性大！

プラス漢方で、かゆみに最も効果のある治療法を確立

当クリニックでは、アトピー性皮膚炎の患者さんに漢方薬を処方することがあります。

かつて私が富山医科薬科大学（現富山大学）付属病院で、かゆみ治療の研究に没頭していたころ、「最先端の医療技術を駆使しているが、このまま西洋医学だけに頼っていては、患者さんのかゆみはなくせない」と、行き詰まりを感じていました。

ところが偶然、富山医科薬科大学には「和漢薬研究所」が併設されており、漢方を中心とした生薬の国内トップレベルの研究が行なわれている、東洋医学を学ぶには絶好の環境だったのです。そこで私はさっそく、西洋医学と東洋医学という、まったく異なる2つのアプローチで、かゆみを治療しようと試みました。**すると驚くことに、西洋医学だけで治療するよりも、再発の確率がグンと下がったのです！** さらに、漢方薬を併用した患者さんは、**治療をはじめてから16週間という早さで、ステロイド外用薬の使用量を30％も減らすことができました。** しかも、目や鼻などのアレルギー症状の改善や、疲れやだるさの軽減といった、皮膚症状以外の改善も見られ、漢方薬との併用に、たしかな手応えを感じたのでした！

西洋医学と東洋医学の違い

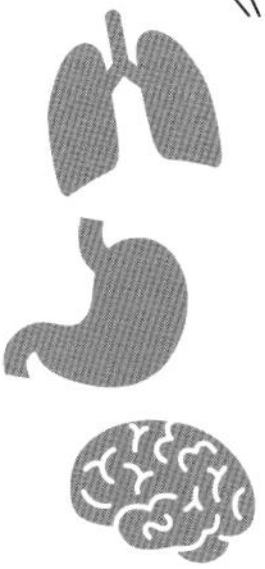

＼ピンポイント治療が得意／

［西洋医学］

体に出ている症状に対して、それを取り除くための治療をする（ミクロ的な見方、対症療法）

＼全身&基礎補強が得意／

［東洋医学］

患部だけでなく全身や体質を診て、体全体のバランスを整える治療をする（マクロ的な見方、体調改善）

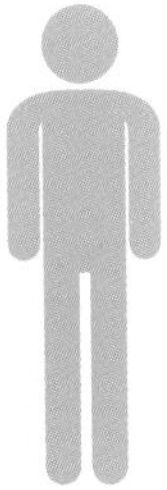

- ステロイドで部分的な炎症を鎮める
- かゆみを軽減

- 体調を整えて、全身の肌状態を改善
- かゆみを軽減

ダブルで鎮炎！

よく「漢方薬で体質を変える」という言葉を耳にしますが、体質とは遺伝的な素因であり、漢方薬で変えることはできません。ただし、皮膚の症状と併せて体調を改善することは可能です！

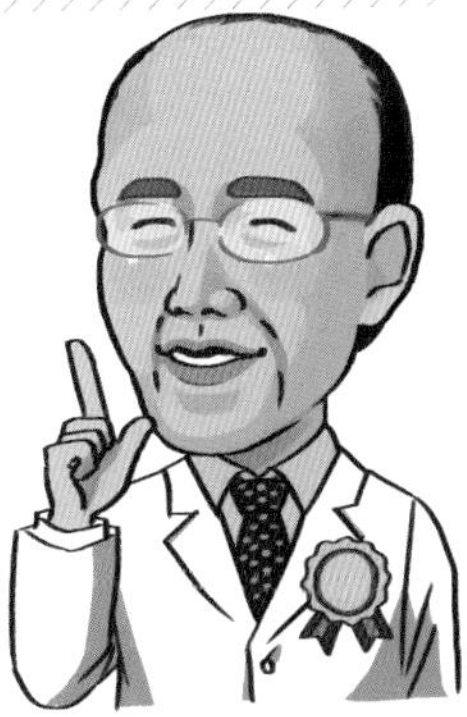

48

体質に合った漢方薬はこう選ぶ!

医師が全身症状、体質、体調を診て漢方薬を処方

アトピー性皮膚炎は、複数の要因が複雑にからみあって起こる慢性疾患です。このように原因がはっきりしない病気には、東洋医学的アプローチが強い力を発揮します。

東洋医学では、皮膚の状態は内臓と密接に結びついていると考えられ、「皮膚は内臓の鏡」という言葉まであります。皮膚症状に加え、「顔がほてる、のぼせる」「疲れやすい」といった、全身の症状をひっくるめて、その人の体質や体力、体調を総合的にはかったうえで、体調を整えるための漢方薬を処方し、それぞれの症状をなくしていこうという考えです。とはいえ、西洋医学にも東洋医学にも長所と短所があり、どちらがよいとは一概にはいえません。**私は、西洋医学と東洋医学は、互いに補い合うものだと考えています。**

私が漢方薬との併用治療を特にお勧めするのは、次のようなアトピー患者さんです。

1. **再発を繰り返し、外用薬や内服薬での治療の効果が思わしくない人**
2. **抗炎症外用薬(ステロイドなど)の長期使用による副作用が心配な人**
3. **ステロイド外用薬を極力使いたくない人**

アトピー治療にお勧めの漢方薬

以下は、私が5000人以上のアトピー患者さんの記録から導き出した、“独自”の漢方薬処方例である。多くの漢方薬は、その人の体質や症状に合ったものでないと十分に効果を発揮しないため、体質を見極める“ものさし”が必要となる。それを漢方では「証《しょう》」といい、「証」の重要な分け方のひとつに「虚《きょ》・実《じつ》」がある

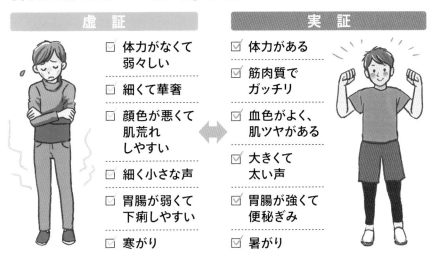

虚　証	実　証
体力がなくて弱々しい	体力がある
細くて華奢	筋肉質でガッチリ
顔色が悪くて肌荒れしやすい	血色がよく、肌ツヤがある
細く小さな声	大きくて太い声
胃腸が弱くて下痢しやすい	胃腸が強くて便秘ぎみ
寒がり	暑がり

あてはまる項目がそれぞれ同じ数の場合は、「**中間証**」となる

皮疹の状態	虚　証	中間証	実　証
カサカサ	①防已黄耆湯《ぼういおうぎとう》 ②当帰飲子《とうきいんし》、四物湯《しもつとう》	①温清飲《うんせいいん》 ②温経湯《うんけいとう》、小建中湯《しょうけんちゅうとう》	①十味敗毒湯《じゅうみはいどくとう》 ②黄連解毒湯《おうれんげどくとう》
ジュクジュク	①治頭瘡一方《ぢずそういっぽう》 ②真武湯《しんぶとう》	①消風散《しょうふうさん》 ②小柴胡湯《しょうさいことう》、黄連解毒湯	①越婢加朮湯《えっぴかじゅつとう》 ②大柴胡湯《だいさいことう》、白虎加人参湯《びゃっこかにんじんとう》

①は第一選択薬を示し、②は第一選択薬が効かない場合の第二選択薬を示す

漢方薬の処方を希望する場合は、患者さんの皮膚症状や体質、体調、これまでの治療経緯を熟知した、漢方薬に精通したかかりつけ皮膚科医に相談し、必ず医師の指導のもとで服用すること

49

デルゴシチニブ外用薬

約20年ぶりに登場した期待の新外用薬

アトピー性皮膚炎のかゆみが引き起こされるメカニズムの1つに、「炎症性サイトカイン」とよばれるタンパク質がかかわっています。

炎症性サイトカインが、皮膚の細胞の表面にある受容体にくっつくと、受容体に付随《ふずい》している「ヤヌスキナーゼ（JAK）」を介して、シグナルが細胞の核へと伝えられ、炎症反応が引き起こされて、アトピー性皮膚炎が進行します。**このデルゴシチニブは、アトピー性皮膚炎の新たな選択肢として期待される外用薬です。**細胞内のJAKを選択的に阻害することで、炎症性サイトカインによる刺激が核に伝わるのを防ぎ、炎症の発生をおさえて、アトピー性皮膚炎の進行を抑制できます。

同様のしくみで作用するバリシチニブ内服薬も、2020年12月に保険適用されました（※）。同じく炎症性サイトカイン（IL-31）受容体を阻害するネモリズマブ注射薬は、最終臨床研究に成功し、近年中に認可される予定です。

アトピー患者さんのかゆみが激減する新薬の研究開発は日進月歩です。これからもどんどん新しい薬が出てくるでしょう。かゆみのない人生は必ず実現します。決してあきらめないでください！

※：一定条件を満たす届出施設のみ処方が可能

デルゴシチニブの作用イメージ

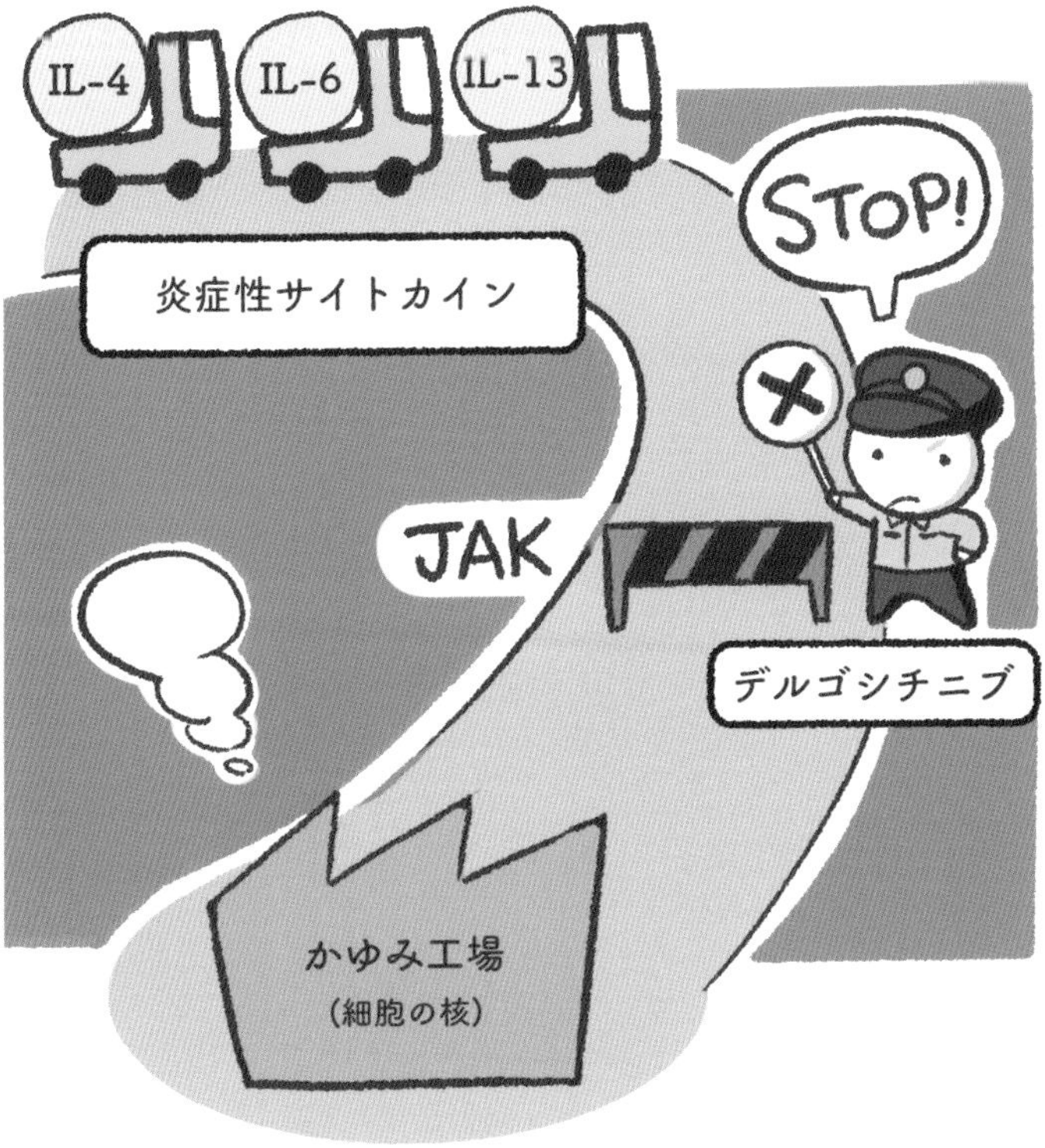

たとえれば、かゆみを発生させる工場(細胞の核)に、原料(炎症性サイトカイン)を運ぶトラックを、JAK交差点で通行止めにするのが、デルゴシチニブ外用薬の働き。原料が届かないため、工場はかゆみを発生させることができない、というしくみだ!

用法 成人に対して一日2回塗布

2021年1月現在、2歳以上16歳未満の小児アトピー性皮膚炎患者への臨床試験を行なっており、今後、小児への適応拡大も期待されている

50

アトピー治療の最前線②

デュピルマブ注射

中等～重症例に光明。かゆみを早期に軽減

既存の治療で十分な効果が得られなかった中等症～重症の、15歳以上の患者さんに適応が認められた注射薬です。

この薬は、炎症性サイトカインのうちのIL-4とIL-13をブロックして、炎症の発生をおさえ、皮膚のバリア機能低下を防ぐ働きがあります。

さらに、サイトカインをつくりだす細胞の分化にはIL-4がかかわっているため、その細胞自体を少なくするダブルの効果があります。

2019年5月からは、自己注射による治療も開始されています。

デュピルマブの作用イメージ

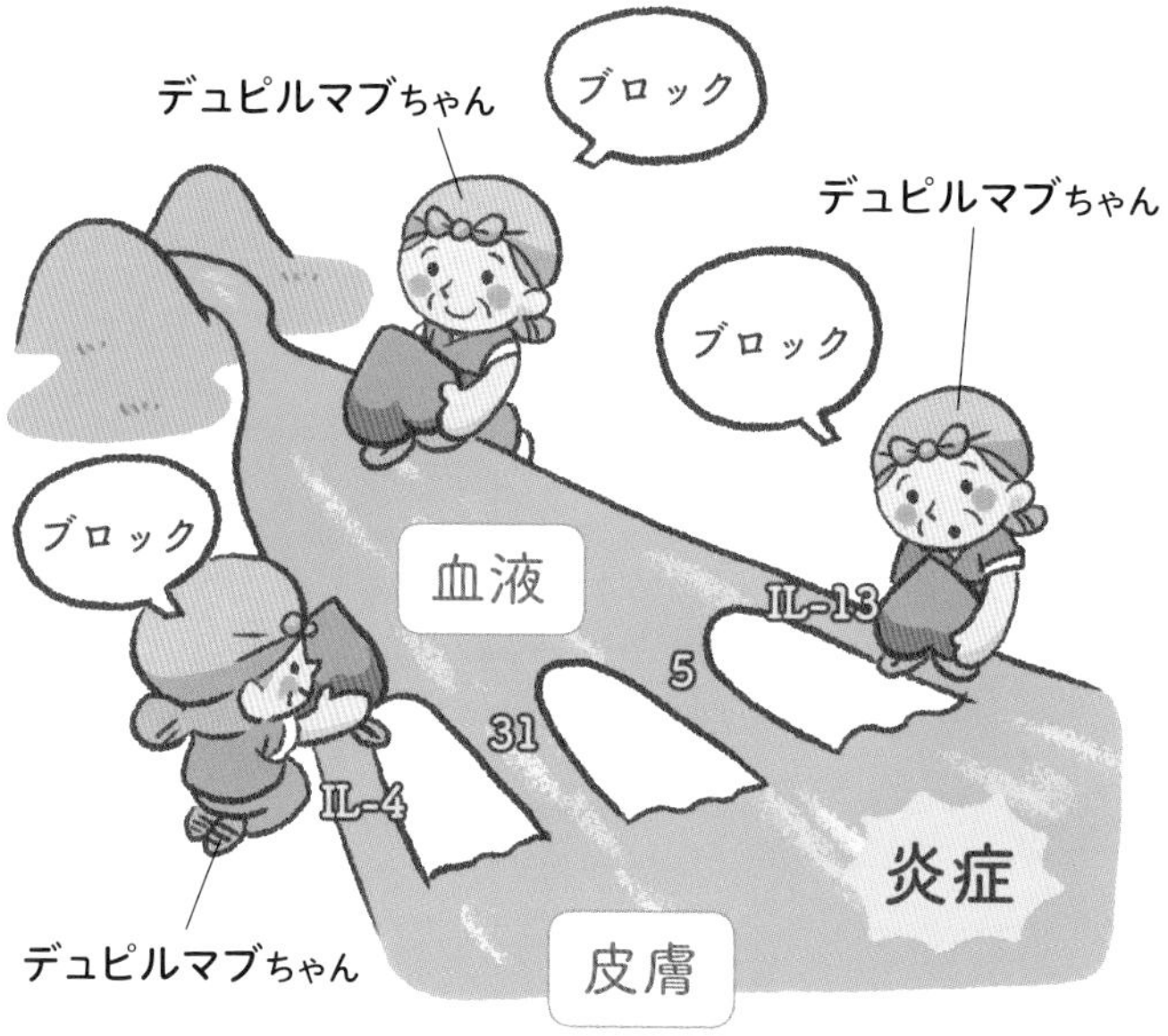

第4章

かゆみを気にせず充実人生を楽しむ法

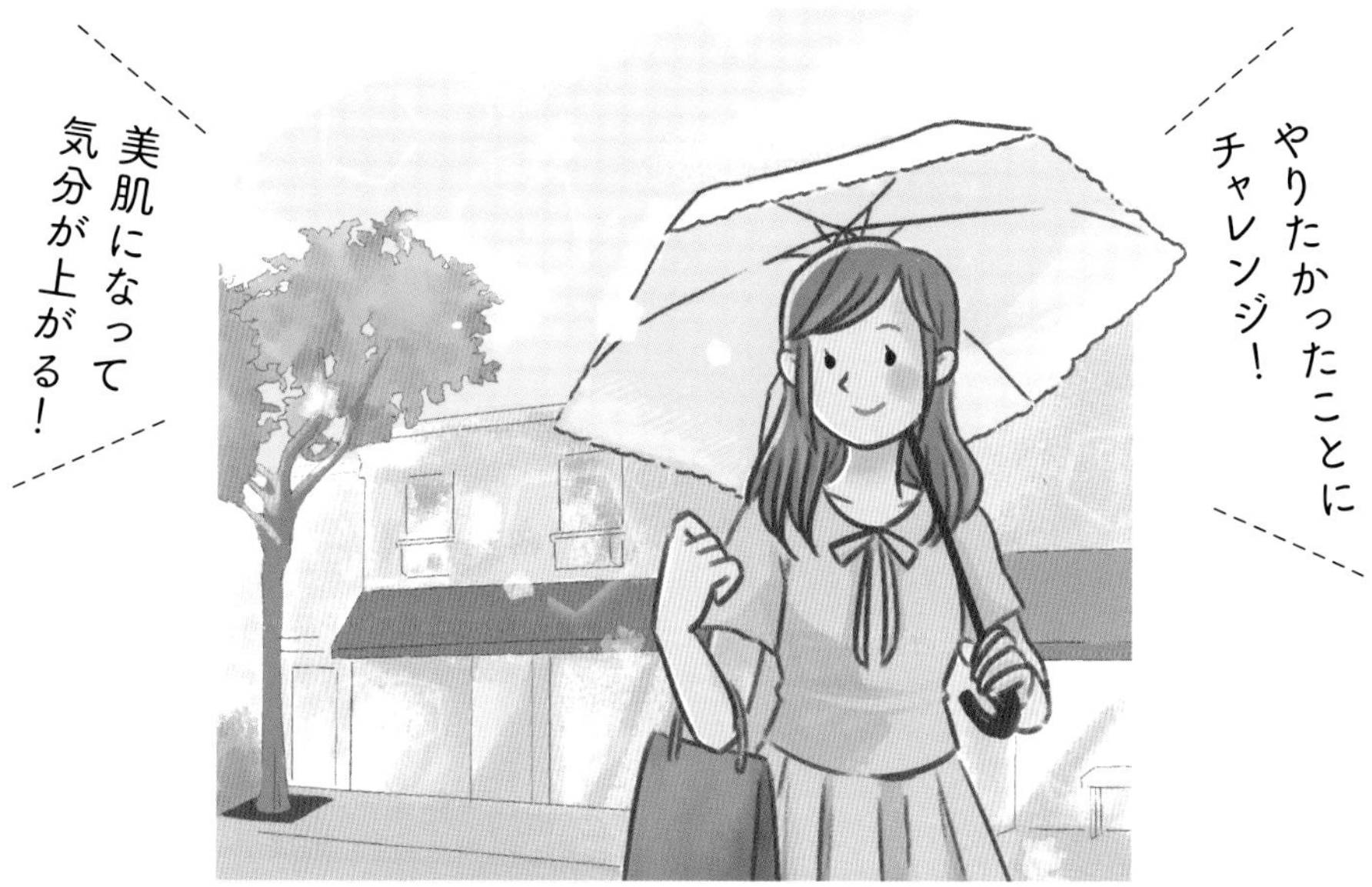
やりたかったことにチャレンジ！
美肌になって気分が上がる！

51

アトピー性皮膚炎でもメイクはできる！

メイクには気持ちを明るく前向きにさせる効果あり

少し昔の話です。長年アトピー性皮膚炎に悩まされている女性の患者さんが、当クリニックにいらしたとき、私にこう訴えました。

「先生、私、メイクをしてみたいんです！」

私はハッとしました。アトピー性皮膚炎があるために、化粧品成分による症状悪化やかぶれのリスクをおそれて、メイクをしてはいけないと医師から言われている人がいるんだ、と。

たとえアトピー性皮膚炎やニキビなどの皮膚トラブルがあったとしても、**刺激の少ない化粧品を選び、清潔な筆やスポンジを使うといった多少の注意点を守りさえすれば、私はどんな患者さんでもメイクをしていいと伝えています。**

私がメイクを勧めるには、理由があります。皮膚トラブルで顔が赤くなっている方も、ファンデーションを使ってきれいな肌になれば、外出のハードルが低くなります。メイクで皮膚トラブルを隠すことで、気持ちが前向きになれば、必ず心理面にも体調面にもいい影響が出るからです。

メイクをがまんする必要はまったくありません。自分の肌に合ったものを使い、医師の助言を得ながらメイクを楽しめばいいのです。

アトピーの人がメイクをする際のポイント

- **炎症がひどい部分はメイクを避ける**
(ポイントメイクを行なう)
- **刺激の強い成分が配合されている化粧品は避ける**(詳細は117ページ参照)
- **帰宅したらなるべく早くメイクを落とす**
- **化粧筆はチクチクしない、肌への刺激が少ないものを選ぶ**
- **化粧筆はこまめに洗って清潔に保ち、スポンジなどは使い捨てのものを使う**

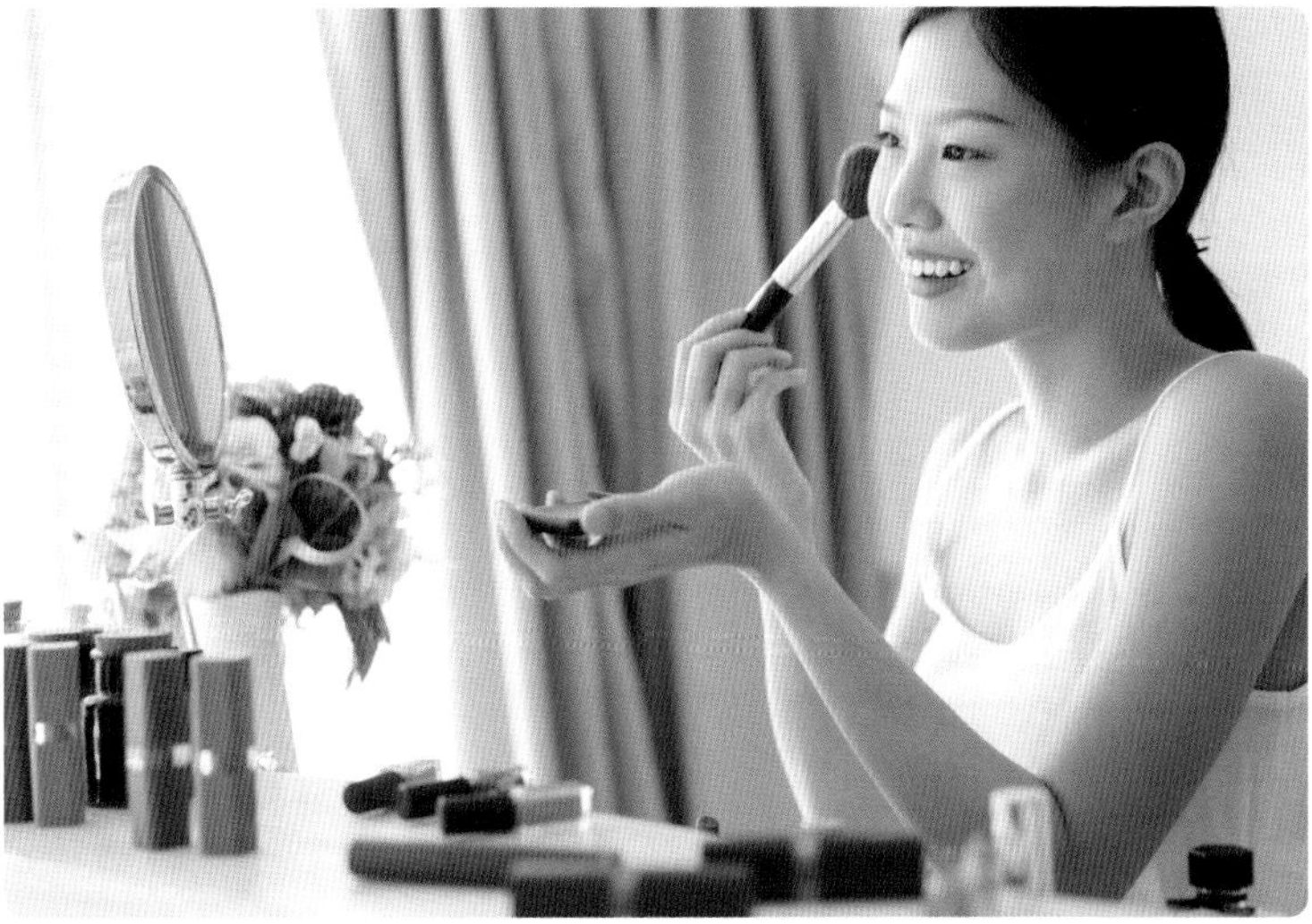

52 化粧品は、この成分を選びなさい！

化粧品選びはテスターやサンプルを活用

かゆみを感じやすい肌には、「敏感肌（＝乾燥肌）」と、「デリケート肌」の2タイプがあります。「敏感肌（＝乾燥肌）」はカサカサと乾燥してかゆみに過敏になっている肌。「デリケート肌」はかぶれやすく刺激に弱い肌です。メイクをする際、特にデリケート肌の人は、化粧品成分でかぶれる可能性が高いため、医師の指導のもと、慎重にアイテムを選ぶ必要があります。肌に刺激の強いアルコールやウレタンなどが含まれる化粧品は避けましょう。

私のクリニックで扱っているスキンケア用品を購入する患者さんには、必ずサンプル1瓶を使い切ってもらい、使用中にしみたり、乾燥やかゆみ、ピリピリとした違和感がなかったかを確かめてから、さらに医師が患者さんに適切なものを選んでいます。市販品の購入を検討する際も、テスターやサンプルを活用して、肌に違和感があれば購入を中止してください。

また、肌タイプにかかわらず、長年使ってきた化粧品が、ある日突然合わなくなったり、アレルギーを発症するケースも多々あります。「ずっと使っているから安心」と思い込まないことです。

アトピーの人が避けたい化粧品成分

パラベン　鉱物油　シリコン　ウレタン　香料

合成色素　アルコール　紫外線吸収剤

アトピーの人にお勧めの化粧品成分

セレブロシド　オタネニンジン根エキス

グリチルリチン酸2K　酵母エキス　ヒアルロン酸Na

黒砂糖エキス　ホホバ種子油　グリチルレチン酸ステアリル

スクワラン　シロキクラゲ多糖体

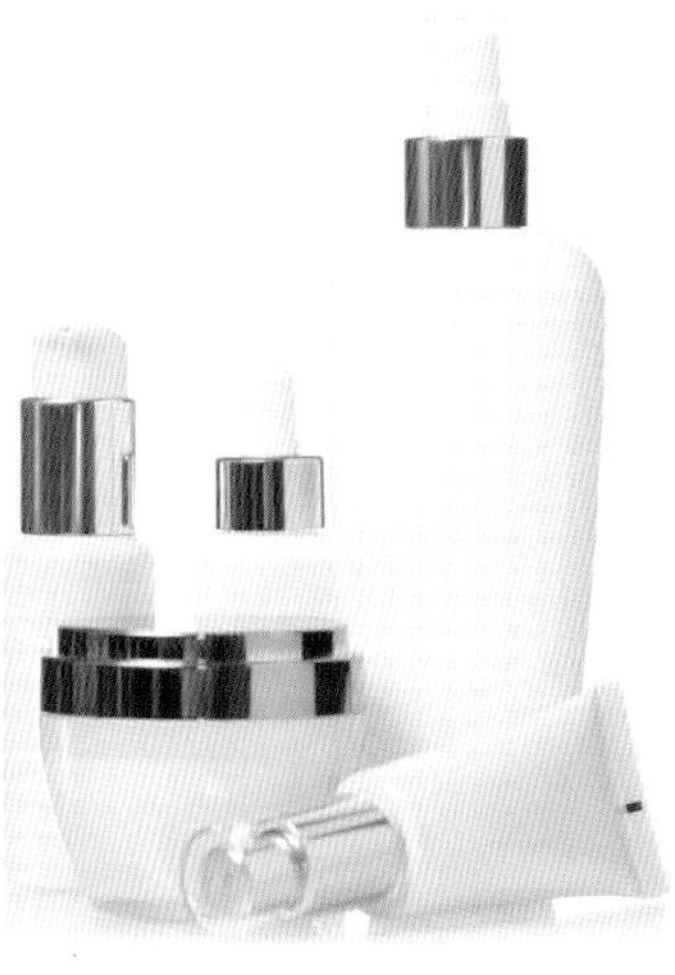

肌が弱い人のサンプル活用法

そのときの肌の状態によって、化粧品が合ったり合わなかったりする（特に女性は生理周期によって肌質が極端に変わる）ため、時間をおいて試すのがポイント！

［3回分もらった場合］

3回分を一週間おきに1回ずつ使用し、感想を医師に報告する

［7日分もらった場合］

まず5日間連続で朝晩使用し、次に一週間おきに一日ずつ使用。感想を医師に報告する

53 一番気をつけたいのはクレンジング！

ふき取りタイプはNG！ ピーリングジェル、スクラブも避けて！

美肌のためにメイクで肝心なのは、メイクを落とすときです。つまり、クレンジングです。

朝施《ほどこ》したメイクは、帰宅後、なるべく早く落とすのが基本です。**クレンジング剤は、クリームタイプ、ミルクタイプ、オイルタイプ、ジェルタイプと、どんなものでもかまいません。**洗顔回数を減らして肌への摩擦を極力おさえるなら、「ダブル洗顔不要」の洗い流すタイプもよいでしょう。

肌へのやさしさを最優先するなら、界面活性剤の入っていない、オリーブオイルやホホバオイル、スクワランオイルなどをクレンジング代わりに使用するのもお勧めです。

クレンジングは、とにかく力を入れずに行なうことが大切。軽くなでるようにしてクレンジング剤をなじませ、すすぎ残しに気をつけながら、ぬるま湯で丁寧にすすぎましょう。

ちなみに、ふき取りタイプのクレンジングは、摩擦で肌を傷つけるおそれがあり、また界面活性剤が多く含まれていて肌への刺激も強いため、避けたほうが無難です。

メイクを落としたら、すぐに保湿ケアをすることも忘れないでください。

クレンジングの3つのポイント

こすらない

刺激になるため、肌をこすらないよう注意。目のまわりは特に敏感なため、ウォータープルーフマスカラなどは、専用リムーバーを使ってできるだけ優しく落とすこと

使いすぎない

量が少なすぎてもメイクが落ちずに肌を強くこする原因になるが、多すぎても肌の皮脂膜を過剰に落とし、乾燥を助長する原因になる。商品説明をよく読み、適量を心がけよう

＼ふき取りタイプはNG／

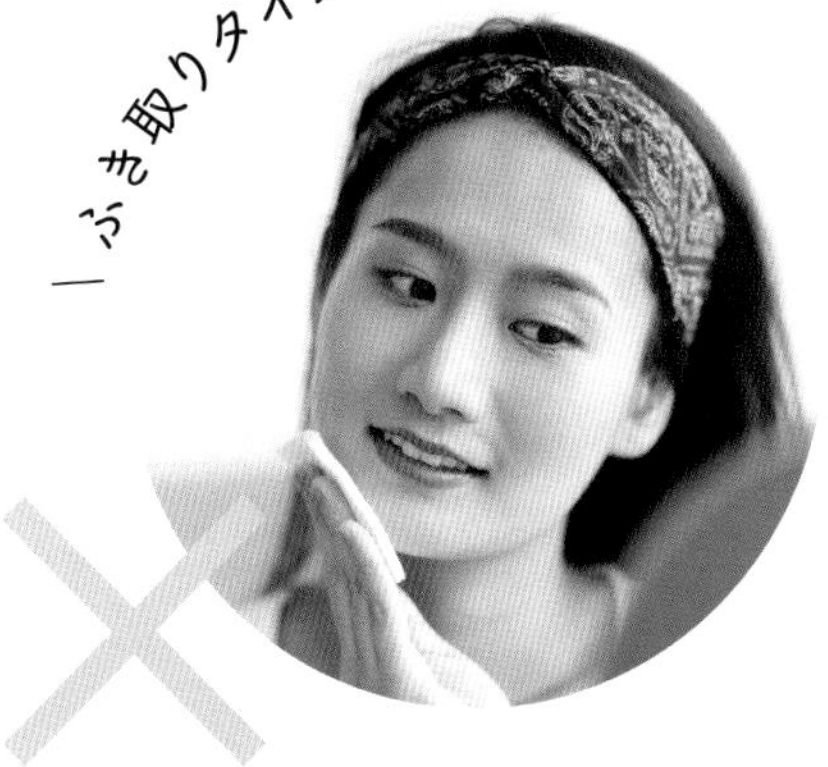

すぐに保湿

クレンジング後はすぐに保湿をすること。肌内部の足りない水分を補って、肌表面からの水分の蒸散を防ぐためにも、湿潤剤と保護剤のダブル使いが必須

皮膚科医の診断のもとに行なう
ケミカルピーリングを除いて、肌を傷める
リスクの高いピーリングジェルや
スクラブマッサージなどは避けましょう！

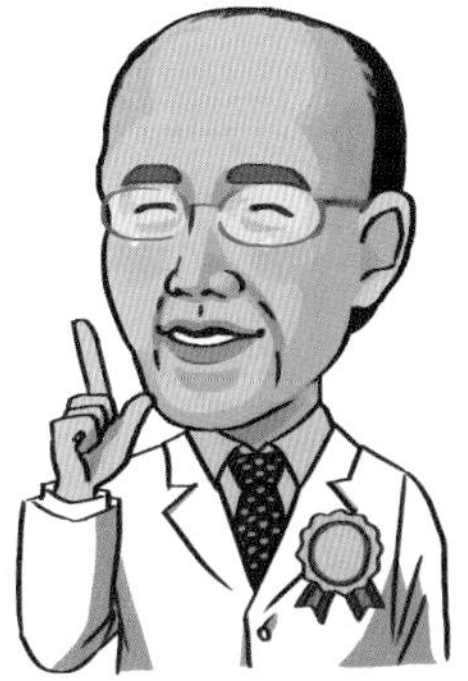

54

日焼け止めはオールシーズン塗ろう

紫外線は一年中降りそそいでいる

紫外線は、夏だけでなく、秋も冬も一年中降りそそいでいるため、日焼け止めは通年塗ってほしいものです。また、紫外線が降りそそぐのは、晴れた日だけではありません。曇りの日でも晴れの日の約6割、雨の日でも約3割の量があります。さらに、紫外線は窓ガラスを通過するため、日当たりのよい室内で過ごす場合も、塗るべきでしょう。

紫外線には、波長が長いUVA（A波）と、波長が短いUVB（B波）の2種類があります。波長が短いほど生物に対する影響が強い一方、波長が長いほど肌の奥深くまで入り込む性質があり、UVAは表皮の下にある真皮にまで届きます。真皮にはコラーゲンやエラスチン、ヒアルロン酸など、肌の弾性を保つ成分があり、**UVAはそれらを変性させ、シワやたるみの原因になります。UVBは、表皮にダメージを与えます。**皮膚への作用がとても強く、やけどをしたように肌が赤くなるのはUVBによって炎症が起こっている状態（サンバーン）です。その後、メラニン色素が沈着して肌が褐色になり（サンタン）、シミやソバカスの原因になります。気になる日焼け止めの選び方は、次項で解説します。

紫外線の肌へのダメージ

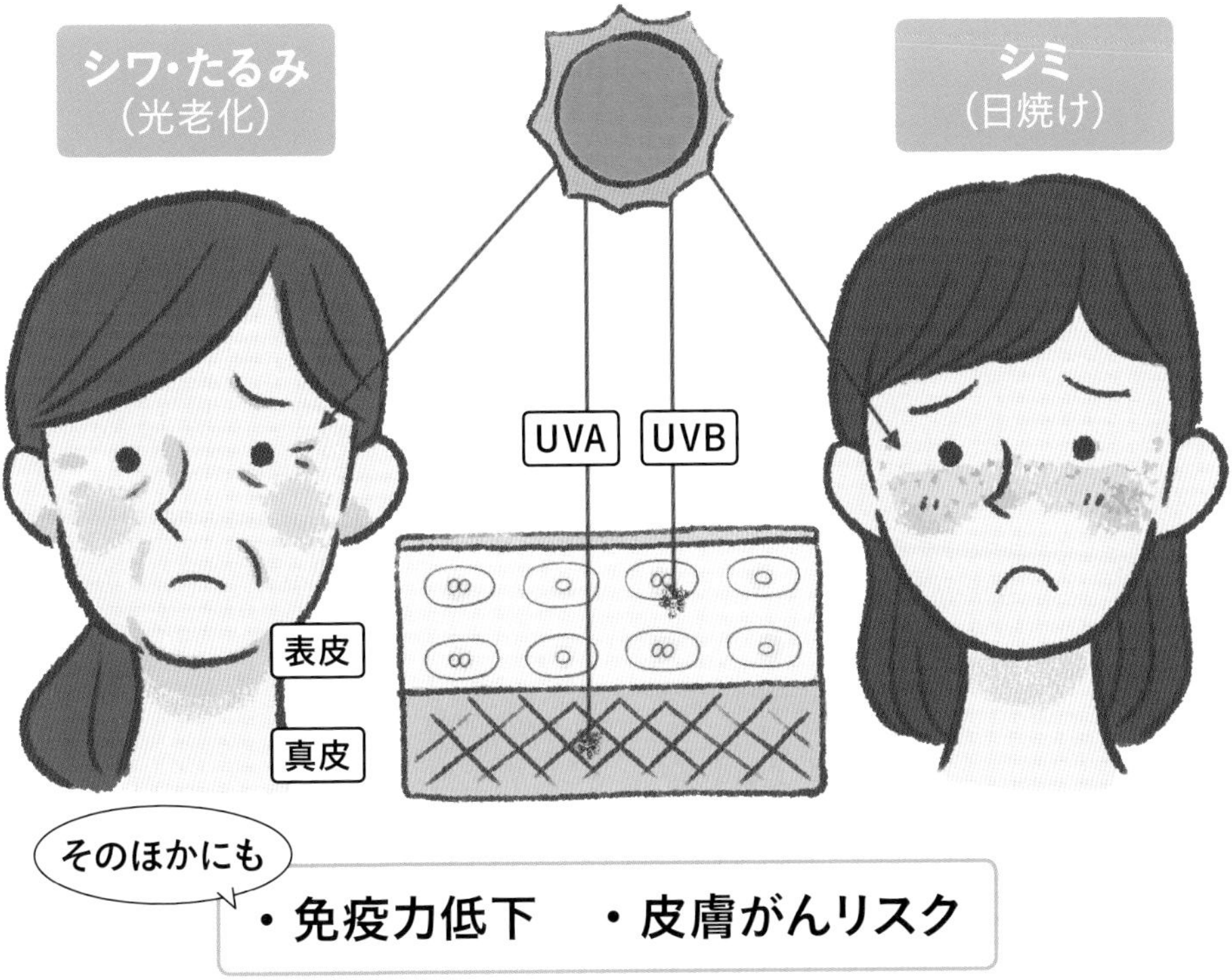

東京の紫外線量の年間推移グラフ

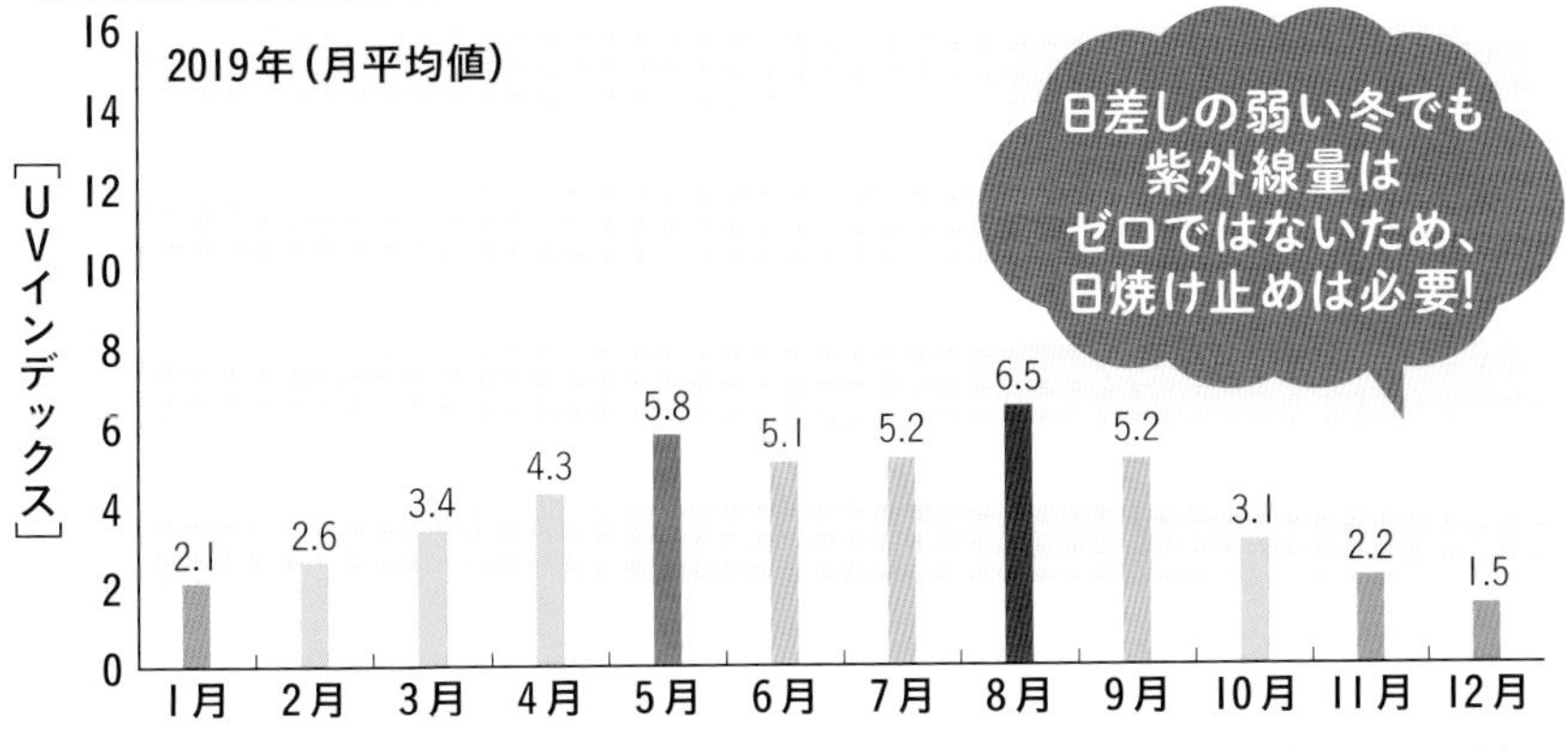

出典：気象庁ホームページ　「日最大UVインデックス（解析値）の年間推移グラフ（東京・2019年）」

55

日焼け止めの賢い選び方・塗り方

「TPO」を考えた日焼け止め選びが大切

日焼け止めには、「散乱剤」と「吸収剤」の2種類があります。散乱剤は、紫外線を反射・散乱させるベールで肌を覆うタイプ。吸収剤は、紫外線を吸収し、熱や赤外線などに変えて放出させるタイプです。散乱剤はUVAとUVBをカバーし、吸収剤はUVBをよく吸収します。吸収剤で接触皮膚炎を起こす人もいるため、**肌が弱い人は、散乱剤を選びましょう。**日焼け止めに記載されている「SPF」と「PA」は、紫外線防御効果を示した指標です。SPFはUVBを、PAはUVAの防御効果を示しています。ただし、値《あたい》が高ければよいというものではなく、敏感肌や炎症のある方が数値だけで選ぶと、肌に余計な負担がかかりトラブルを引き起こす原因になりかねません。左ページの表を参考に、「TPO（時間・場所・場合）」に合わせて選ぶことが重要です。

そして、**朝は必ず塗ってください。炎症がある箇所にもしっかり塗ります。塗る順番は、「湿潤剤→外用薬→保護剤→日焼け止め」です。**可能なら2時間おきに塗り直しましょう。夏場は汗で流れてしまうので、もう少し間隔が短くてもいいでしょう。帰宅後は洗浄剤で、丁寧に洗い流します。

日焼け対策で紫外線から肌を守る

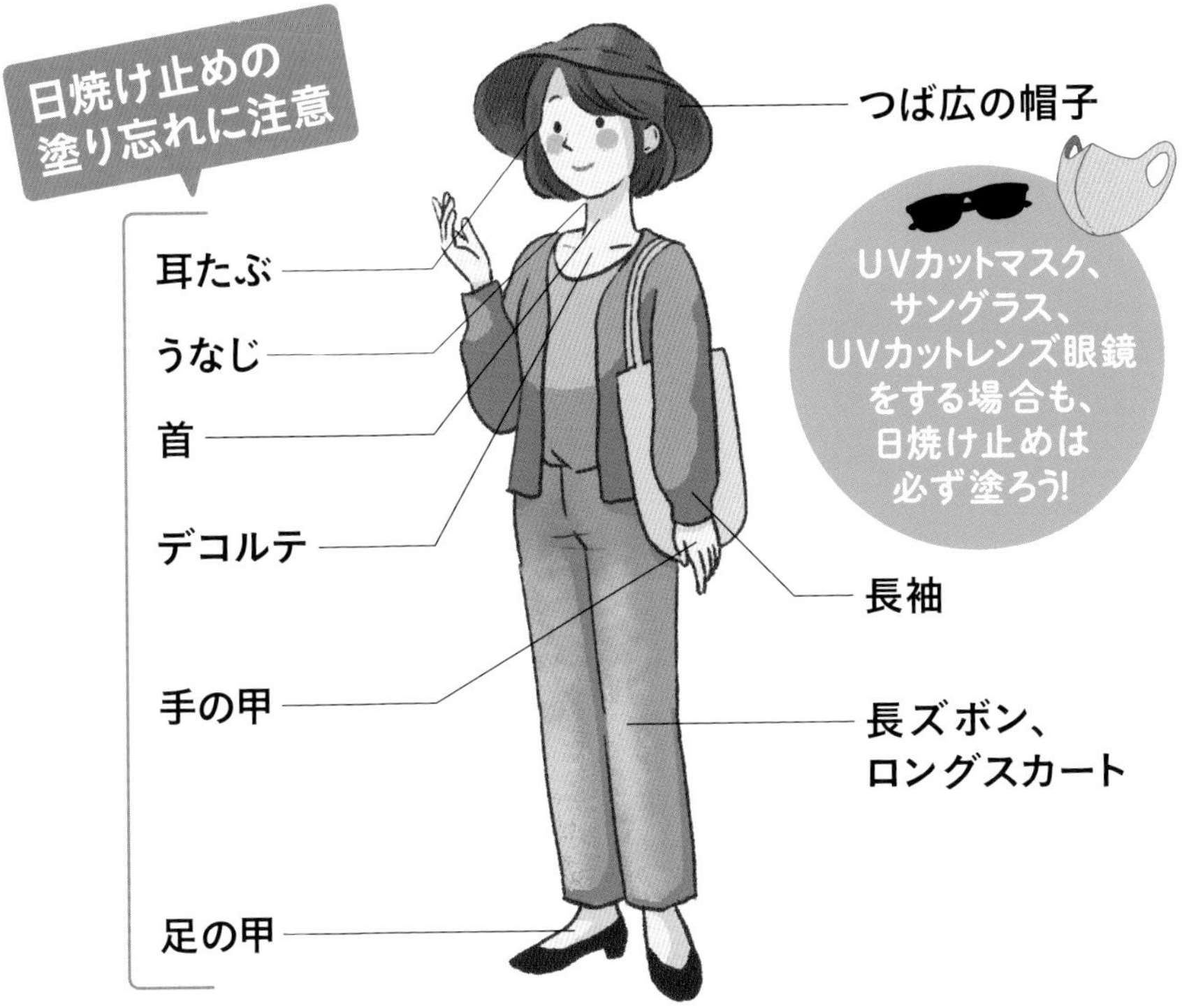

生活シーン別 日焼け止めの選び方

条件	SPF	PA
日常生活	5	+
軽い屋外活動、ドライブなど	10	++
晴天下のスポーツ、海水浴など	20	+++
熱帯地方での屋外活動	30以上	+++

出典：日本皮膚科学会　皮膚科 Q&A「日焼け」

56

ストレスはここまで影響する！

ストレスで肌トラブルは悪化する

過労や小さなストレスが積み重なることで、肌がかゆくなることはよくあります。

ストレスを受けると、脳の底部にある視床下部が反応して、副腎からコルチゾールやアドレナリン、ノルアドレナリンといったストレスホルモンを分泌します。これらのホルモンは、心拍数増加や血圧上昇、食欲低下などを起こします。肌への影響も例外ではなく、ストレスが過剰に続き、ホルモンの分泌量が増えると、皮膚の新陳代謝の乱れやバリア機能の低下につながります。

また、アドレナリンは、IgE抗体を増やし、マスト細胞を刺激して、かゆみと炎症を引き起こすヒスタミンを放出させます。

ストレスでイライラすると、「掻破《そうは》行動」とよばれる、かきむしりたくなる衝動にも襲われます。掻破行動は、どこか特定の場所がかゆくてかいているわけではなく、かくことでホッとしたり、気がまぎれたりするためにします。しかし、皮膚は傷つき、さらなるかゆみを誘発させるため、余計にストレスを感じて、かく行為自体が止まらなくなってしまうのです。**こうしたかゆみから逃れるには、ストレスを極力遠ざける必要があります。**

ストレスでかきたくなる「掻破行動」

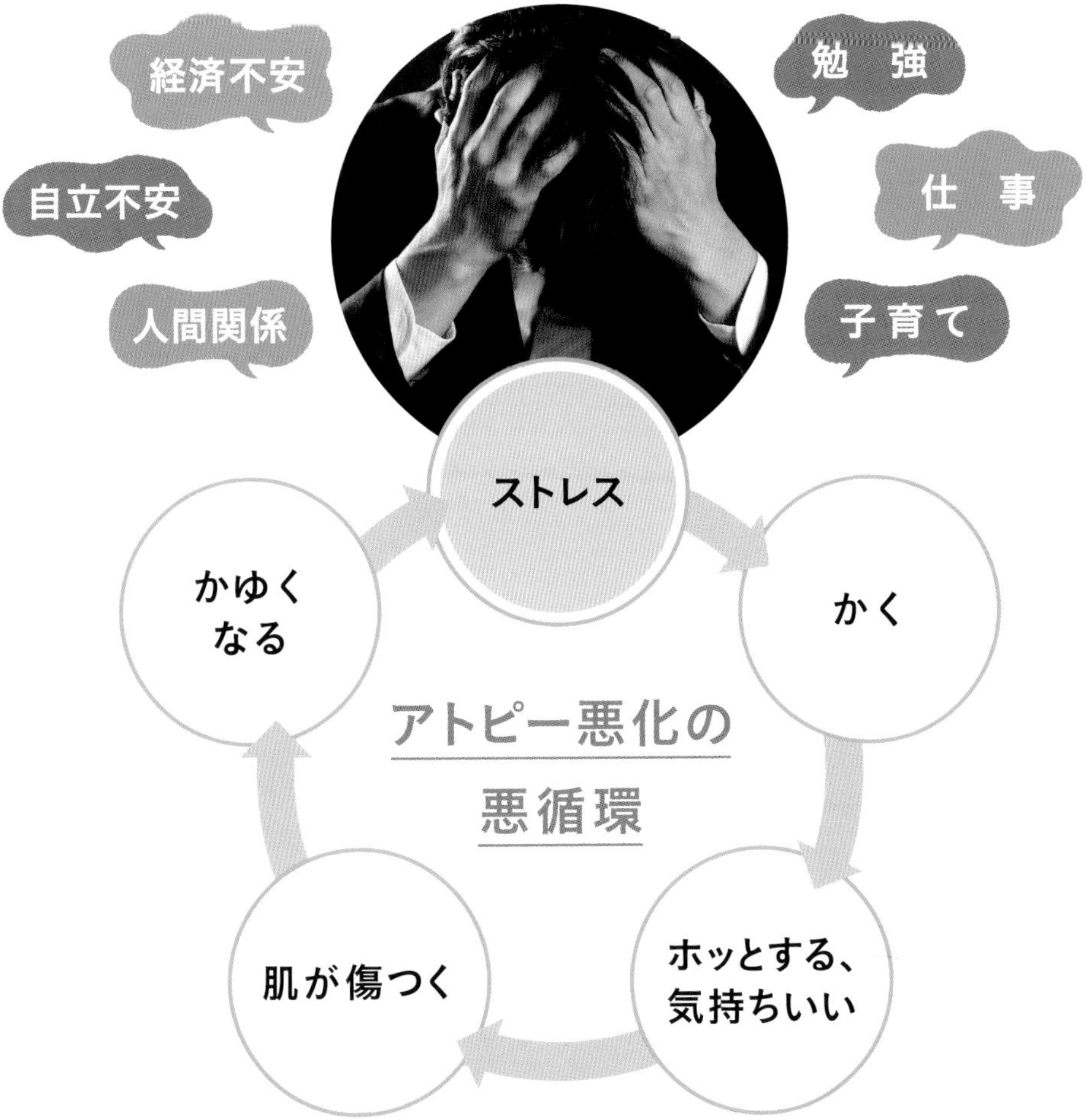
経済不安
自立不安
人間関係
勉強
仕事
子育て
ストレス
かく
ホッとする、気持ちいい
肌が傷つく
かゆくなる
アトピー悪化の悪循環

かゆみでなかなか寝付けない
アトピー患者さんは多いものですが、
「早朝に目が覚めてしまう」のは
うつ状態の可能性があります。
一度、主治医に相談しましょう

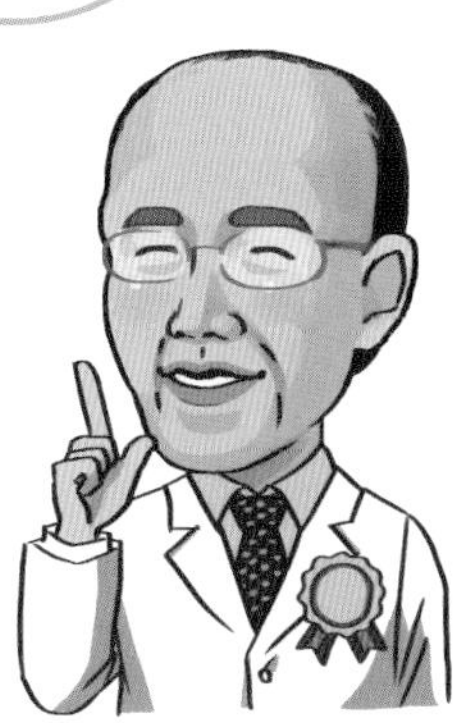

57 かゆみのプロ直伝！ストレスとの上手な付き合い方

物事のとらえ方でストレスの強さは変わる

過度なストレスが肌によくないのは前項で述べたとおりですが、とはいえ、ストレスの原因をすべて取り除くことは不可能です。

そこで、**ストレスがあったとしても上手に処理して、心身への影響を最低限におさえる力＝ストレス耐性**について知っておきましょう。ストレス耐性のある人は、左ページに示すような特徴があります。また、いつでも相談できる信頼する医師や精神的な支えになってくれる家族、友人がいることも、ストレスの軽減には重要です。そして、ストレス解消に重要な、「Rest（休養）」「Recreation（娯楽的楽しみ）」「Relaxation（リラクゼーション）」の〝3つのR〟を心がけて生活しましょう。

ストレスは、悪い面ばかりが注目されますが、良い面もあります。ストレスがまったくない状態では、体温調節機能の低下や、暗示にかかりやすくなったり、幻覚や妄想が見えやすくなることがわかっています。**かゆみを感じたときは、「なにかストレスになっていることはないかな？」と自覚するだけでも、イライラ感は減ります。**ストレスとうまく折り合いをつけていきましょう。

ストレスに強くなるための6要素

感知能力	ストレスに無頓着《むとんじゃく》であればあるほど、受ける影響も少なくなる。いい意味での鈍感さは、ストレス耐性を高める
回避能力	ストレスをつくりやすい性格かどうか。少しくらい他人の言いなりであっても気にしない人は、他人の勝手な指図に対してもストレスを感じにくい
根本の処理能力	ストレスの原因自体を、排除または弱める対処ができるかどうか
転換能力	ストレスをよい方向にとらえなおしたり、バネにできる力があるかどうか
経験	どのくらいストレスを受けた経験があるか。ただし、経験値が有利に働くこともあるが、逆にストレス耐性を弱めてしまう場合もある
容量	ストレスをどのくらい溜めていられるかどうか。許容量が大きい人はストレス耐性が強い

逆に、ストレスを溜めやすい人には、**①負けず嫌い、②頑張り屋、③過度に競争的、④責任感が強い、⑤せっかち、⑥イライラしがち**という特徴がある

信頼できる皮膚科医選びのポイント

- **病気をきちんと治してくれる**
- **不安や恐怖に対して応えてくれる**
- **励まして、患者さんの気持ちによりそってくれる**
- **治療がうまくいかなくても患者さんのせいにしない**
- **薬を出すだけでなく、患者さんをよく診察して話を聞いてくれる**
- **患者さんが理解しやすいよう、あえて情報はいっぺんに伝えない**
- **専門用語を並べたてず、わかりやすく説明してくれる**

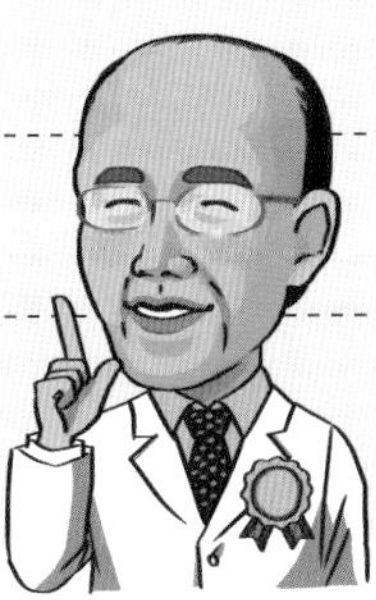

インスタグラム「肌活先生」

★かゆみや肌荒れなど
お肌のお悩みを解決する方法
★美肌を作る生活習慣・食習慣
などのお役立ち情報を
無料配信中です！

https://www.instagram.com/hadakatsusensei/

図解《ずかい》で解決《かいけつ》！ 頑固《がんこ》なかゆみもアトピーも 1分《ぷん》肌活《はだかつ》で必《かなら》ずよくなる

著　者　豊田雅彦（とよだ・まさひこ）
発行者　押鐘太陽
発行所　株式会社三笠書房
〒102-0072 東京都千代田区飯田橋 3-3-1
電話：(03) 5226-5734（営業部）
：(03) 5226-5731（編集部）
https://www.mikasashobo.co.jp
編集協力　ゲンキのモト編集室（赤坂野恵・伊藤美賀子）
本文デザイン・DTP　ファンタグラフ
本文イラスト　安達美樹／イラストAC
本文写真　©iStock／PIXTA／photoAC
印刷　誠宏印刷
製本　若林製本工場

編集責任者　清水篤史
ISBN978-4-8379-2855-3　C0030